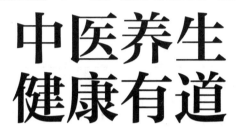

中医养生
健康有道

主编◎袁　野　　吕金仓　　王巧生

U0334565

全国百佳图书出版单位
中国中医药出版社
·北 京·

图书在版编目（CIP）数据

中医养生：健康有道 / 袁野，吕金仓，王巧生主编 .
北京：中国中医药出版社，2024. 12.
ISBN 978-7-5132-9022-7

Ⅰ . R212

中国国家版本馆 CIP 数据核字第 2024U9L813 号

中国中医药出版社出版

北京经济技术开发区科创十三街 31 号院二区 8 号楼
邮政编码　100176
传真　010-64405721
保定市中画美凯印刷有限公司印刷
各地新华书店经销

开本 880×1230　1/32　印张 12.125　字数 260 千字
2024 年 12 月第 1 版　2024 年 12 月第 1 次印刷
书号　ISBN 978 - 7 - 5132 - 9022 - 7

定价　68.00 元
网址　www.cptcm.com

服 务 热 线　010-64405510
购 书 热 线　010-89535836
维 权 打 假　010-64405753

微信服务号　zgzyycbs
微商城网址　https://kdt.im/LIdUGr
官 方 微 博　http://e.weibo.com/cptcm
天猫旗舰店网址　https://zgzyycbs.tmall.com

如有印装质量问题请与本社出版部联系（010-64405510）
版权专有　侵权必究

《中医养生 健康有道》编委会

李　序

欣闻《中医养生　健康有道》即将出版，这是一本弘扬中医智慧，造福百姓生活的小百科全书。

这本书的主编袁野是我优秀的弟子，一直致力于中医药文化的传承与传播工作。2010年，我们联合多家单位和业界专家，发起成立了河北省中医药文化交流协会，这是全国首家专门弘扬中医药文化的省级社会组织，由我担任会长，袁野担任秘书长。由袁野牵头策划实施了"基层中医圆梦燕赵行"等一系列公益活动，为提升基层中医药服务能力，助力中医药传承发展贡献了力量。2013年开始，协会联合河北省中医院、中健网等单位，策划推出了《健康有道》大讲堂公益品牌，面向社会大众，每周一期，风雨无阻，讲健康真理，解百病之忧，使大众信中医、用中药，浓厚了中医药氛围。讲座一经推出，广受欢迎，2016年，《健康有道》大讲堂被评为第六届河北省教育系统优秀志愿服务品牌。广大听众一直期待把讲座内容集结成册，便于床头案头随时翻阅。如今书籍出版在即，也算是了了各方心愿。

2015年，习近平在致中国中医科学院成立60周年贺信中明确指出："中医药学是中国古代科学的瑰宝，也是打开中华文明宝库的钥匙。"党的十八大以来，以习近平同志为核心的党中央高度重视中医药工作，《中华人民共和国中医药法》颁布实施，把发展中医药上升为国家战略。

2017年，习近平向世界卫生组织赠送针灸铜人雕塑，吸引了世界目光；青蒿素曾挽救了全球数百万人的生命，青蒿素是中国传统医药献给世界的一份礼物。目前，中医药已传播到世界180多个国家和地区，中医针灸已被列入"人类非物质文化遗产代表作名录"，以中医药为代表的传统医学被纳入世界卫生组织国际疾病分类代码。

中医药起源于上古，绵延五千年而不衰，具有辉煌的历史和深厚的底蕴。中医药文化与中华文化有着共同的精神密码，"天人合一"的宇宙自然观是中华文化和中医文化共同的核心。作为中华民族原创的医学，中医药从宏观、系统、整体的角度深刻揭示了人类健康和疾病的发生发展规律，成为人们治病祛疾、强身健体、延年益寿的重要手段，维护着民众健康。从历史上看，中华民族屡经天灾、战乱和瘟疫，却能一次次转危为安，人口不断增加，文明得以传承，中医药为此做出了重大贡献。早在秦汉时期，中医药就传播到周边国家，并对这些国家的传统医药产生重大影响。

最好的医学不是治病的医学，而是使人不生病的医学。我国两千多年前的中医经典《黄帝内经》曾说："圣人不治已病治未病，不治已乱治未乱。"可以毫不夸张地说，中医的"治未病"思想将引领未来医学发展的新方向。未来医学应将人类健康作为主要研究方向，未来医学的目标应逐步向预防疾病、维护健康、防止损伤调整。这也与我们这本科普图书的出版宗旨相吻合，让大家重视健康养生，防病于未然。

当前，食品污染、水污染、空气污染、血脂超标、血糖超标、重金属超标、尿酸超标……人类正逐渐成为时代产物的"浊毒垃圾桶"。在这样一个全球背景下，我们提出了浊毒理论，把所有对人体有害的不洁之物及不良的精神刺激都称为"浊毒"，并提出"净化人体内环境"的健康观。

如何去除浊毒，净化人体内环境，既是当代急需我们解决的重要医学课题，也是重要的社会课题，还是防治慢性病、获取健康的关键所在。诺贝尔生理学或医学奖获得者梅契尼科夫认为人体垃圾因为某些原因过量沉积在体内，是导致人类多种疾病和早衰的首要原因，这与浊毒理论不谋而合，从中医整体观来看，不能忽视天之浊毒和地之浊毒对人类健康的影响。

中医是大智慧，生活中处处有中医。本书讲了很多中医养生方法，大家可以通过顺应自然、合理饮食、适量运动、精神调养和经络保健等方面的调节，有效提高自身免疫力，增强身体素质。在迈向全民健康的道路上，让古老的中医智慧照鉴民族的未来，乃中医之幸，民众之幸。

国医大师

河北省中医药文化交流协会创会会长、终身名誉会长

2024 年 7 月

前　言

　　《中医养生　健康有道》科普图书的编辑出版，是响应国家中医药管理局、中央宣传部、教育部、国家卫生健康委、国家广电总局共同制定的《中医药文化传播行动实施方案（2021—2025年）》精神，也是落实《河北省中医药文化传承发展"扁鹊计划"》和河北省中医药健康文化"贴心"工程的具体举措。

　　本科普图书为河北省科技厅科普专项资助项目（项目编号为22557720K）。本书以中医养生和临床常见病防治调养为主要内容，侧重于实用，介绍了一些广大群众易于掌握、家庭可以采用的单方验方、药膳食谱、中医适宜技术等调治法，重在对疾病的自我调养。全书分上篇基础篇、中篇方法篇、下篇应用篇。

　　上篇：基础篇。主要介绍中医对健康的认识及中医养生的基本原则。

　　中篇：方法篇。主要介绍各种中医养生方法，包括精神养生、社交养生、饮食养生、起居养生、房事养生、雅趣养生、沐浴养生、导引养生、针灸推拿养生、药物养生等。

　　下篇：应用篇。主要介绍临床常见病的防治调养，为中医养生调养方法在具体疾病的应用。包括原发性高血压、冠状动脉粥样硬化性心脏病、中风后遗症、老年期痴呆、围绝经期综合征、血脂异常、糖尿病、慢性阻塞性肺疾病、支气管哮喘、慢性胃炎、便秘、非酒精性脂肪性肝病、肝硬化、慢性肾小球肾炎、肥胖、失眠、骨质疏松症、慢性疲劳综合征、贫血、过敏性鼻炎、荨麻疹、类风湿关节炎、痛风、颈椎病、前列腺增生、多囊卵巢综合征、乳腺增生症、抑郁症、小儿消化不良、小儿上呼吸道感染、小儿咳喘、小儿过敏性疾病等。

本科普图书内容主要依托河北省中医药文化交流协会、河北省中医院、中健网联合主办的《健康有道》大讲堂公益讲座而来。

《健康有道》大讲堂公益讲座是由河北省中医药文化交流协会策划推出的大型系列公益活动，该活动响应河北省委、省人民政府振兴中医药事业，加强中医药进机关、学校、企业、社区、农村、家庭"六进"活动的号召，充分发挥中医特色，满足人民群众日益增长的多层次、多样化的预防保健服务需求。讲座自2013年3月8日开讲以来，在河北省中医院每周一期，风雨无阻，同时应邀走进省内外诸多政府机关、医疗机构、社区居委会、企事业单位等，开展讲座数百期，惠及群众十余万人次，将海内外知名中医专家的医疗服务、科普讲座送到老百姓的家门口，传播权威、科学的治病防病、养生保健知识，培养大众良好的生活习惯，促进百姓身心健康，构建和谐社会。2016年，《健康有道》大讲堂公益讲座被评为第六届河北省教育系统优秀志愿服务品牌。

《健康有道》大讲堂公益讲座开办以来，积累了大量的专家科普讲座资料，专家与讲座听众多次建议把这些资料汇总编辑成册，以惠及更多人群。依托河北省科技厅科学普及项目，河北省中医药文化交流协会组织专家队伍，策划了本书的编辑出版，从组稿、编辑，到专业把关、提升品质，确保做到书籍内容科学严谨、表述清晰、通俗易懂，所传播的健康养生知识正确有效，以提高大众的健康素养。

在当前全社会健康教育的背景下，本图书可满足社会群众对正规健康科普知识的渴求，引导公众养成并保持有利于健康的生活方式，运用中医手段正确防病养生，助力"健康中国行动"的落实，全面提升中华民族健康素质，共建全民健康社会。

本书在编写过程中得到了各位领导、专家和参编同志的全力支持，同时参阅了多位专家学者的著作及相关资料，在此一并表示感谢。书中介绍的方法应遵循医嘱谨慎使用。限于编者水平，书中难免有错漏和不妥之处，敬请各位读者提出宝贵批评意见，以便再版时进一步修订完善。

《中医养生 健康有道》编委会
2024年7月

目录

中篇　方法篇

上篇

基础篇

第一章

理论基础

第一节　健康

一、健康认识

所谓健康，是人在形体功能、精神心理、适应社会、道德修养四个方面均处于完美和谐的状态。健，指的是形体强壮有力；康，是人的精神情绪处于安乐、安定的状态。

西医学将道德健康纳入1947年《世界卫生组织宪章》中指出的健康概念之中，形成了现代的"四维健康"概念，即"健康不仅是没有疾病，还包括躯体健康、心理健康、社会适应良好和道德健康"。

为了区别于世界卫生组织（WHO）提出的"四维健康"，中医养生学提出"中医四维健康"观，认为人的健康除了形体健康、心理健康、适应社会及道德健康之外，顺应自然的能力也是衡量人健康的一个维度，并且提出"法于阴阳""春夏养阳，秋冬养阴"等维护人健康的养生原则与方法。

人们对生活质量和健康长寿的追求不断提高，进入21世纪后，随着社会需求与疾病谱的改变，仅凭医学单一学科的力量，已经很难完全解决人类的健康问题，需要综合所有与人健康相关的知识和资源。因此，当前发展出了更加全面且符合时代要求的大健康概念。

二、中医健康观

1. 形体强健

　　形体强健指人体的脏腑、经络、肌肉筋骨、皮毛官窍等各组织器官都结构完备、发育良好、功能盛旺，精、气血、津液等生命物质都充足而运行有序，形体强健有力、比例正常，运动和劳作能力强。形体健康是健康系统的底层维度，是大多数人可以达到的。

2. 精神康乐

　　精神康乐指精神心理应保持整体和谐的健康状态，智力水平正常，对外界刺激反应灵敏、处置得当，也就是心理健康。心理健康作为较高层次的要求，不是每个人都能达到的。

3. 适应社会

　　适应社会指个人发挥自身能力和特长，融入社会，建设良好的社会环境，并从中获得愉悦和满足，实现自我价值。适应社会是健康更高一层的维度。在这一维度中要求个人能主动融入社会，诚善待人、宽以待人，同时适应社会风俗习惯，维护社会正常秩序，敢于与社会不良现象做斗争，能为社会建设和社会的进步做出一定的贡献。

4. 道德健康

道德健康指能自觉自愿地按社会道德准则来规范自身，自然而然地可使自己日常衣、食、住、行及精神方面合理适度，从而达到养生的目的。道德健康是中医养生很早就认识到的另一个高层次健康维度，中医学认为道德高尚的人自然能保持正常的心理，促进健康长寿。

三、健康与疾病的关系

当前，对健康与疾病的关系存在两种认识。第一种是对立观，认为疾病与健康绝对对立。人只要罹患疾病就不能称之为健康人，健康的人必然不存在疾病。第二种是共存观，认为疾病与健康是共存的，患者的身心中也包含有健康的成分，健康人也含有疾病的因素，绝对的健康是不存在的。

中医养生对健康与疾病的认识，是二者的综合，但主要是共存观。中医养生承认疾病与健康的对立关系，疾病破坏健康，健康不容疾病。但是客观上，人生于天地之间，需要不断抵抗邪气和疾病，这种斗争是永恒的，贯穿于生命的每时每刻，而健康与疾病只是邪正斗争的产物，因此健康与疾病都是人的一种生存状态，共存于人体。尤其当人进入老年后，随着衰老的加重，疾病的到来几乎是不可避免的，有些慢性病也难以治愈。这时，只有认识到疾病与健康是既对立又共存的关系，才能正确认识和施行"带病延年"，这对老年养生具有很重要的意义。

第二节　体质

一、体质的概念

体，指一个人的身体、形体、个体；质，指素质、质量、性质。体质，指人体生命过程中在先天遗传和后天获得的基础上所形成的形态结构、生理功能和心理状态方面综合的、相对稳定的固有特质，表现为人在生长、发育过程中与自然、社会环境相适应的人体个性特征。体质是先后天共同作用的结果，每个人先天的基因是独特的，因此个体的体质也是独特的；每个人后天的营养状况和生活习惯等会进一步影响个体的身体状况，因此后天塑造也是体质形成的重要因素。

二、体质的分类

关于体质类型社会上有很多说法，其中最被认可的是王琦院士总结出的九种不同体质。

1.平和体质，健康（A型）

健康是一种平衡状态，养生就是去维持和促进这种平衡状态。但平和不只是指身体强壮，还需要心理健康。

总体特征：身体强壮，胖瘦适度，面色与肤色虽有五色之偏，但都明润含蓄，头发浓密有光泽，双目有神，鼻窍通利，味觉正常，唇红齿白，精力充沛。

形体特征：肌肉紧实。

常见表现：不易疲劳，耐寒热，睡眠安，食量适中，二便通调。

心理特征：思维敏捷，性格开朗随和。

适应力：对自然环境与社会环境适应能力强。

特点：不易感受外邪，较少生病，即使生病也是表证，比较容易治疗，恢复较快。如果后天调养得益，运动适当，无不良生活习惯，其体质不易改变，多长寿。

2. 气虚体质，气短（B型）

总体特征：无力、疲乏、气短、自汗等。

形体特征：肌肉松软不实。

常见表现：平素语音低弱，气短懒言，容易疲乏，精神不振，易出汗，舌淡红，舌边有齿痕。

心理特征：性格内向，不喜冒险。

发病倾向：易患感冒、内脏下垂等病，病后康复缓慢。

适应力：不耐受风、寒、暑、湿邪。

特点：气虚体质者总是感觉疲乏，气短、出汗，说话没力气，爬几层楼就气喘吁吁（不是哮喘），耐力差，容易出汗，有的人会有胃下垂、脱肛、子宫下垂等。

3. 阳虚体质，怕冷（C型）

总体特征：阳气不足，有畏寒怕冷、手足不温等虚寒表现。

形体特征：肌肉松软不实。

常见表现：面色㿠白，平素畏冷，手足不温，喜热饮食，精神不振，睡眠偏多，舌淡胖嫩。

心理特征：性格多沉静、内向，不喜欢冒险。

发病倾向：易患痰饮、肿胀、泄泻等病，感邪易从寒化。

适应力：耐夏不耐冬，易感风、寒、湿邪。

特点：阳虚体质者最大的特点就是怕冷，手脚冰凉，不敢吹空调，产热不足，阳气不足。由于机体产热不足因此有了虚寒的表现，出现怕冷的状态，肚子、膝盖冷都是常见的，还有一些女性出现痛经等。这种体质者女性偏多。

4. 阴虚体质，缺水（D型）

总体特征：阴液亏少，有口燥咽干、手足心热等虚热表现。

形体特征：体型偏瘦。

常见表现：手足心热，口燥咽干，鼻微干，喜冷饮，大便干燥，舌红少津。

心理特征：性情急躁，外向好动，活泼。

发病倾向：易患虚劳、失精、不寐等病，感邪易从热化。

适应力：耐冬不耐夏，不耐受暑、热、燥邪。

特点：阴虚体质者最大的特点就是缺水，大多数阴虚的人都很瘦，性子比较急，干什么都是快节奏的。阴虚就是机体内水分不足了。阴虚的人有一系列表现，平时干什么都热情高涨，但是会有口干舌燥、皮肤干、大便干等，而且爱喝水。

5. 痰湿体质，体胖（E型）

总体特征：痰湿凝聚，有腹部肥满、口黏苔腻等痰湿表现。

形体特征：体型肥胖，腹部肥满松软。

常见表现：面部皮肤油脂较多，多汗且黏，胸闷，痰多，口黏腻或甜，喜食肥甘甜黏。

心理特征：性格温和、稳重，善于忍耐。

发病倾向：易患消渴、中风、胸痹等病。

适应力：对潮湿环境适应力差。

特点：痰湿体质者最大的特点是体胖，是那种肚大腰圆的胖，有的人胖肚子，有的人胖胸，有的人胖四肢。这种体质者脸上的油特别多，而且痰多，不爱运动，常常感觉身体、四肢沉重。

6. 湿热体质，长痘（F型）

总体特征：湿热内蕴，有面垢油光，口苦，苔黄腻等湿热表现。

形体特征：形体中等或偏瘦。

常见表现：面垢油光，易生座疮，口苦口干，身重困倦，大便黏滞不畅或燥结，小便短，男性易阴囊潮湿，女性易带下增多，舌质偏红，苔黄腻。

心理特征：容易心烦急躁。

发病倾向：易患疔疮、黄疸、热淋等病。

适应力：对夏末秋初湿热气候的潮湿或气温偏高环境较难适应。

特点：湿热体质者容易长痘，青少年长青春痘很正常，但到了四十几岁还是满脸痘那就很不正常了，湿热的人还容易口舌生疮。此外，湿疹也是湿热体质人群中高发的疾病。

7. 血瘀体质，长斑（G型）

总体特征：血行不畅，有肤色晦暗、舌质紫暗等血瘀表现。

形体特征：胖瘦均见。

常见表现：肤色晦暗，色素沉着，容易出现瘀斑，口唇暗淡，舌暗或有瘀点，舌下络脉色紫或增粗。

心理特征：易烦，健忘。

发病倾向：易患瘀证及痛证、血证等

适应力：不耐受寒邪。

特点：血瘀体质者磕碰后比其他人更容易出现乌青，也就是皮下出血，这种体质的人容易患血管堵塞相关疾病。

8. 气郁体质，郁闷（H型）

总体特征：气机郁滞，有神情抑郁、忧虑脆弱等气郁表现。

形体特征：形体瘦者为多。

常见表现：神情抑郁，情感脆弱，烦闷不乐，舌淡红，苔薄白。

心理特征：性格内向不稳定，敏感多虑。

发病倾向：易患脏躁、梅核气、百合病及郁证等。

适应力：对精神刺激适应能力较差，不适应阴雨天气。

特点：气郁体质者的最大特点是经常心情不好，给人一种惆怅、不阳光的印象，是抑郁症的高发人群。

9. 特禀体质，过敏（I型）

总体特征：先天失常，以生理缺陷、过敏反应等为主要特征。

形体特征：过敏体质者一般无特殊形体特征，先天禀赋异常者或有畸形，或有生理缺陷。

常见表现：过敏体质者常见哮喘、风团、咽痒、鼻塞、喷嚏等，患遗传性疾病者有垂直遗传、先天性、家族性特征，有小儿生长发育障碍者，具有母体影响胎儿个体生长发育及相关疾病特征。

心理特征：随禀质不同情况各异。

发病倾向：过敏体质者易患哮喘、荨麻疹、花粉症及药物过敏等，遗传性疾病如血友病、唐氏综合征等，小儿生长发育障碍如五迟（立迟、行迟、发迟、齿迟、语迟）、五软（头项软、口软、手软、足软、肌肉软）、解颅等。

适应力：适应能力差，如过敏体质者对易致过敏季节适应能力差，易引发宿疾。

特点：特禀体质者容易过敏，春天到来时会对花粉过敏，还有的人会对鱼、虾、荞麦等过敏。特禀体质者只预防过敏是不够的，更需要认识自己的体质并从根本上改变。

三、影响体质的因素

（一）先天因素

先天禀赋与遗传是决定与影响体质形成和发展的内在重要

因素。受先天禀赋的影响，人刚出生时体质就存在差异。种族、民族、家族和孕育因素对体质均有重要影响。不同种族由于遗传和生活环境、生活习惯的不同，可形成不同的体质特征。此外，婴儿时期的营养状况也是体质形成中重要的影响因素之一，非母乳喂养易导致气虚体质、阳虚体质、特禀体质的形成。

（二）后天因素

1. 环境因素

自然环境，如气候、地理环境等会对体质有一定影响，故体质分布有明显的地域差异。如东部地区和北部地区气虚体质、阳虚体质者较多，西部地区气虚体质、阴虚体质、痰湿体质者较多，南部地区湿热体质者较多。

生活方式长期不健康会促进偏颇体质的形成，不良生活习惯，如晚睡晚起、睡眠不规律、吸烟、饮酒、喜甜食、缺乏运动，会增加形成痰湿体质的风险。

2. 心理因素

中医学认为，构成人体的形和神二者不可分割，有一定的形（体质）必定有影响它的神存在。形与神在人体是相互依附、不可分割的，具有密切的相关性。形体健壮则精神旺盛，生命活动正常；形体衰弱则精神衰弱，生命活动异常；形体衰亡，生命便因此而宣告终结。

3. 年龄因素

不同的年龄阶段呈现出与之相应的体质特征。如幼儿期"稚阴稚阳"、青年期"气血渐充"、壮年期"阴阳充盛"、老年期"五脏衰弱"。15 ~ 24岁年龄段与阴虚体质、湿热体质、气郁体质、特禀体质等偏颇体质关联性较强。随着年龄的增长，气虚体质、血瘀体质、痰湿体质、阴虚体质和阳虚体质所占比例均有所上升，其中，45岁以后的年龄段与阳虚体质、气虚体质等虚的体质类型关联性较强。体质的发展呈现出一定的规律性，针对不同年龄段人群所具有的体质特点，开展相应的中医体质干预，促进实现覆盖全生命过程的体质管理，具有特殊意义。

4. 性别因素

男女在生理特征上也有不同的特点，如男子以气为重，女子以血为先，这在男女的偏颇体质中有所体现。男性多具有阳刚之气，体格大多比女性健壮，性格多开朗，外向；女性多具有阴柔之气，体形相比男性小，性格多内向，细腻。男子多用气，故气常不足；女子多用血，故血多亏。

第三节　寿衰

生命有开始就必定有终结，生、长、壮、老、已是生命延续的自然规律，是人体生长发育中一系列不可逆转的量变和质变过程。养生的宗旨，不是追求"长生不老""返老还童"，而是"却病益寿""尽享天年"。

一、天年

"天年"即自然寿数，是人在完全理想的生存状态下，精气不受任何额外损耗和扰动时，生命自然延续所获得的寿命。古人认为人的寿限可到120岁，这与现代研究的人类寿命极限为110～150岁大体一致。中医认为，天年的长短取决于先天之精。人出生之后，每时每刻都在消耗先天之精，且如果遇到如疾病、情绪波动等不正常的扰动时，先天之精还会额外消耗。当先天之精消耗殆尽的时刻，就是人死亡的时刻。所以，先天之精足，则"天年"长；先天之精少而弱，则"天年"短。

二、衰老

"衰"指身体功能减弱或退化，"老"指年龄大。衰老，指人在跨过盛壮期之后，直至死亡，根源于五脏衰退，而必然经历的以五脏为中心的规律性生命退化过程。现代医学认为，衰老是一个过程，而不是一个疾病，但不可否认的是，这个过程的发展中伴随着疾病风险的增高，甚至衰老中就伴随着疾病；衰老是可受干预的。

三、影响寿衰的因素

（一）先天禀赋

生命个体与生俱来的、特有的体魄、智力等方面的素质统称为先天禀赋。中医认为，先天禀赋的强弱是人体寿衰的决定性因素，其中包括体质说和命门元气说。

1.体质说认为人体寿命之长短依赖于形体之强弱，只有五脏坚固，形气协调，血脉和畅，各部器官配合默契，体质壮实坚强，才能长寿，反之则易夭亡。而形体之强弱又取决于来自父母之精所化生的先天元气。此"气"的强弱优劣对后代身体的发育成长及性格气质类型，都有决定性作用。

2.命门元气说指出命门内藏元精、元气、元神，供给生命活动所需要的能量，从而产生生命过程的各种功能，称为"先天生后天"。在生命历程中，命门的精气神复得五脏剩余真精的不断补充和滋养，故命门元气其量虽小，但耗用极慢，称为"后天生先天"。先后天生生不息，则能健康长寿；任何原因造成先后天相互滋生促进障碍，生命就会早衰甚至夭亡。

（二）后天因素

后天因素包括自然环境、社会因素、行为因素、疾病损伤等方面。

1.自然环境如地域、气候等，长期作用于人体，使人的体质呈现地区差异性，是影响寿衰的因素之一。不仅如此，即使同一地区，也因地势之高下不同，而有寿衰之别。现代研究认为，自然环境对人体健康影响很大，当有害的环境因素长期作用于人体，或者超过一定限度就会危害健康，促使衰老。例如，空气污染中常见的微尘、硫化物、氮氧化合物等，长期作用于人体会影响肺的健康等。

2.战争、饥荒、秩序混乱等社会因素会极大影响人的寿衰，社会生活水平和文化知识水平等因素，对人寿衰的影响也很明显。当下，全球多数国家和地区存在着人口老龄化、营养过剩、环境污染、新的不良生活方式等社会问题，其对人的寿命和生存质量也有不同程度的影响。如很多精神疾病和躯体疾病都与激烈的竞争、过度紧张的社会生活有直接关系。不合理的社会制度、不良的社会习俗，以及人与人之间的种种斗争矛盾等，都可使人体代谢功能紊乱，导致早衰。

3.行为因素包括个人在饮食、起居、劳逸、嗜好、欲望等各方面的行为方式，这些行为适度则有利于健康，不适度则有损于健康，甚至导致夭亡。例如，饮食过饱，则伤肠胃，过饥则使后天供给不足；偏嗜肥甘则生湿热，嗜咸则伤心，嗜酸则伤肝等；过劳有损形气，过逸则气血凝滞；过分贪名逐利耗散心神，无节制的性行为直接损伤精气等。正因为如此，中医养生将起居养生置于非常重要的地位。

4.疾病促进衰老，衰老诱发疾病，有些疾病甚至直接导致死亡。绝大多数老年人随着年龄的增长，脏腑之精气会逐渐衰弱，气血运行涩滞，从而罹患多种疾病，并以慢性病为主。这种生理性衰老导致的疾病与各种病理因素导致的疾病在老年人身上很难截然分开，且相互影响、相互促进，最终会影响人的寿衰和生存质量。

此外，还有医疗手段使用不当而影响健康和寿命者，可称为医源性因素。如误诊误治、过度医疗、滥用抗生素及保健品等。

因此，中医养生强调预防的重要性，防微杜渐，减少患病次数，遏制疾病加深，正确运用医疗手段，以防止因疾病而减损寿命。

第四节　审时施养

　　人处天地间，必然受到诸多因素的影响，人有共性也有个体差异，如环境差异、遗传差异、年龄差异、性别差异、体质差异、心理差异、学识差异、职业差异、气质差异等。因此，中医养生将审因施养作为基本原则之一，要求养生要有针对性，找出适合个人的养生保健方法。

一、因时制宜

　　因时制宜就是根据不同的时间，利用最适合的方法调控自身精神活动、起居作息、饮食五味，以此来锻炼身体、增强抗病能力、延缓衰老进程。

1. 顺应四时变化

　　古今养生家根据四时的变化规律，研究出了许多养生方法，渗透在衣食住行等养生的各个细节，发展出了丰富的四时养生内容。《素问·四气调神大论》指出人的情志在一年中应与四季相适应。春三月"使志生"让情志顺应春天的特点，保持生发向上，不能戕伐；夏三月"使志无怒"，避免怒气对人体的损害，对外界事物保持盎然的兴趣；秋三月"使志安宁……无外其志"，让情志逐渐内敛，平和淡然地对待外界事物；冬三月"使志若伏若匿，若有私意，若已有得"，让情志静而内藏，不要轻易外放。这是根据因时制宜的指导原则而实行的最基本的四时情志养生法。

某些慢性宿疾，也往往在季节变换和节气相交时发作或增剧。例如，心肌梗死、冠心病、气管炎、肺气肿等常在秋末冬初和气候突变时发作，精神分裂症则易在春秋季发作，青光眼好发于冬季等。养生应了解和掌握四时发病的规律，在某一季节到来时，采取积极主动而有针对性的预防保健措施，达到却病养生的目的。

2. 顺应月廓变化

月亮的盈亏也可影响人体的生物节律。新月时，人体的气血偏弱，而在满月时，人头部气血最充实，内分泌最旺盛，容易激动。此外，妇女的月经周期变化、体温高低、激素分泌、性器官状态、免疫功能和心理状态等都以一月为周期。我们应在不同月相时采用不同的养生方法，以达到养生的目的。

3. 顺应昼夜变化

人体阳气白天多趋向于表，夜晚多趋向于里。人体阳气具有昼夜周期变化规律，故其对人体病理变化也有相应影响。因此，应根据昼夜晨昏对人体生理、病理的影响，利用人体的日节律进行养生保健，妥善安排工作、学习和休息，发挥人类的智慧和潜能，提高人体适应自然环境的能力。

二、因地制宜

地域不同，自然地理条件和社会发展程度不同，人生活的环境、条件和习惯不相同，人群整体适应所形成的基本体质性格也不相同。因此，养生强调因地制宜，顺应地域不同的差异，积极主动地采取相应的养生措施。

1. 顺应地理环境

东南方人，体质多瘦弱，腠理偏疏松，易感受风、热、湿、暑之邪，阴虚内热体质者多见；西北方人，形体多壮实，腠理偏致密，易感风、寒、燥邪，阳虚内寒体质较多见。

环境化学因子也可导致很多健康问题，如在我国某些地区，因环境中某些元素缺乏或过剩，可导致碘缺乏病、砷中毒病等地方性疾病；因环境污染，可导致儿童铅中毒、肿瘤高发、畸胎及生殖能力下降等。因此，养生要根据所处地域的不同情况，利用良好的地域因素，并采取不同的保健和预防措施，使人体与所在的地理环境相适应。

2. 合理适度改良生存环境

合理，即生存环境的改良或开发要综合考虑实际需要，不能为了经济利益甚至一己私欲对环境进行大肆改造；适度，指对生存环境的改良，要注意程度，尽量使用对环境改变和扰动较小的方案、方法。自然环境一旦经过人工改变，往往不易恢复，这需要我们进行养生环境改良时加以警惕。

3. 优化生活环境

生活环境包括住宅环境、居室环境、社会环境、家庭环境等几大方面。大多数人是安居一地的，生活范围内的环境因素直接影响其身心的健康。因此养生要注意优化生活环境。优化生活环境的具体方法将在养生"方法篇"中详细讨论。

三、因人制宜

人类本身存在着较大的个体差异，这种差异不仅表现于不同的种族，而且存在于每个个体之间。不同的个体有不同的心理和生理，对疾病的易感性也不相同。因此，中医养生提出因人制宜，指出养生除了遵循养生的普遍规律外，更重要的是根据个人的具体情况，有针对性地选择相应的养生方法。

1. 划分性别施养

男性与女性，在身心两端均存在着一定的差异。如男性属阳，以气为主，性多刚悍，对外界刺激多表现为狂喜、大怒，因气郁致病者相对少些。女性属阴，以血为先，性多柔弱，一般比男性更易因情志伤身。因此，男性、女性的养生，除在运动、饮食、起居等一般项目上具有共同性外，也有其各自特殊的养生内容。

2. 辨别体质施养

现代中医从体质特点、体质分类，到每种体质如何养生、用药特点等，均有较为丰富的成果。具体方法已在前文中详细讨论。

3. 区分年龄施养

生命的不同时期，人体的精神、生理、心理有着不同的特点，即使是同一时期，人可处于健康、病中、病后等不同状态，其养生目的和方法也不相同。例如，老年人肌肉力量减退，神经系统反应较慢，协调能力差，宜选择动作缓慢柔和、肌肉协调放松、使全身都能得到活动的运动，如步行、太极拳等。对脑力劳动者来说，宜少参加一些使精神紧张的活动，而体力劳动者则应多运动那些在职业劳动中很少活动的部位。

第二章

基本原则

第一节　形与神俱，动静结合

动与静，是对事物动态表现形式的高度概括，动是绝对的，静是相对的，在绝对的运动中包含相对的静止，在相对的静止中又蕴伏着绝对的运动，并以此形成动态平衡。中医学吸收了古代哲学对动静的认识，赋予其在生命科学中的具体内涵，形成了"动静互涵，形神合一"的养生原则，具体要点包括以下几方面。

一、动静结合，形与神俱

1. 动静结合

任何生命变化都是在动静的动态平衡中产生的，绝对的动使生命活力持续，绝对的静则是生命的终止。相对的动静是人体生理表现的两种形式。阴精主静，是人体营养的根源；阳气主动，是人体功能的根本。只要是没有超过人体承受范围的正常活动，在一定对比条件下，都可以称之为"静"。

中医养生基于对生命动静相依的深刻认识，提出生命需要运动，倡导运动适宜的"小劳之术"；形体宜动，以导引、推拿、调气、咽津等传统养生方法，以及各种劳动、体育运动之类的形体之动，使精气流通，气血和调，气机顺畅则百病不生；勤用脑以锻炼思维的灵敏度，中国传统养生中的存想就是锻炼"脑动"的一种好方法。形宜静养，中医反对形体过劳，也反对一动不动的极端静，因此强调运动适度即可为静。

总之，动与静，必须结合，二者必须适度，不能出现单方面的太过或不及，才能达到形神合一、增强体质的目的。

2. 形与神俱

形与神是既对立又统一的哲学概念。中医学将其引入，用以对生命体进行高度概括。形在人体即指肌肉、血脉、筋骨、脏腑等组织器官；神在人体即情志、意识、思维为特点的心理活动现象，以及生命活动的全部外在表现。就人而言，形体健壮，必然精神饱满，生理功能正常；精神旺盛，又能促进形体健康。为了保持思想活动的健康和防止内在情志刺激因素的产生，必须培养乐观的精神、开阔的胸怀、恬静的情绪。

神与形体之间是相互依存、相互影响、密不可分的整体辩证关系。神不能脱离形体，但形体若无神，生命也就结束了。正是基于对形神之间重要关系的理解，才形成了中医养生学"形与神俱"的健康观及"形神合一"的基本原则。

二、动静适宜，形神共养

动与静，一阳一阴，相互依存，不可偏废，也不可太过，二者都要适度，从而协调互济。

日常生活中应劳逸结合，动静适度。运动时，应根据个人年龄、体质、锻炼基础、环境条件，以及性格爱好等实际情况选择项目，制订方案，然后坚持。体力强的人可以适当多动，体力较差的人可以少动，皆不得疲劳过度。病情较重、体质较弱者，可以静功为主，配合动功，随着体质的增强，可逐步增加动功的分量；早晨先静后动，以升发阳气，晚上先动后静，以潜藏神气；春夏宜动，秋冬宜静。

养形和养神是密不可分、相辅相成、相得益彰的。人之所以生病，是因为病邪侵入人体，破坏了人体阴阳的协调平衡，导致形神失和。但在形神关系中，"神"起着主导作用，脏腑的功能活动、气血津液的运行和敷布，必须受神的主宰，即所谓"神能御其形"。因此，中医养生以"养神"为第一要义，做好养神的前提下，再养好形。具体的养生方法和措施，要按四时不同，顺时调养，辨证调养，在日常生活中，要特别注意饮食、起居和运动锻炼，使其协调一致，如此才能形神合一。

三、动以炼形，静以养神

"动"包括劳动和运动。中医养生主张"动以炼形"，并创造了许多行之有效的动形养生方法，如劳动、舞蹈、散步、导引、按摩等。形体的动静状态与精气神的生理功能状态有着密切关系，静而乏动则易导致精气郁滞、气血凝结，久即患病损寿。适当的动不仅能锻炼肌肉、四肢等形体组织，还可增强脾胃的健运功能，促进食物消化输布，使精气流通，气血畅达，增强抗御病邪的能力，提高生命活力。同时，运动常使人产生满足感和欣快感，能愉悦心情、增进智慧。

"静"是相对"动"而言的，包括精神上的清静和形体上的相对安静状态，故中医养生提出"静以养神"的原则，指出人之心神总宜静，清静养神特别重要。心神之静，不是提倡饱食终日、无所用心，而是指精神专一、摒除杂念、心无妄用。正常用心对强神健脑会大有益处；心动太过，精血俱耗，神气失养而不内守，则可引起脏腑和机体病变。静以养神的原则在"静"的大前提下，所包含的养生方法也是多方面的，如少私寡欲、调摄情志、顺应四时、常练静功等。

第二节　五脏为本，杂合以养

中医学将五脏作为人体生命活动的中心，在内与器官组织、生命物质、人体功能、情志反应等相联系，在外与环境相通应，从而构成一个有机的统一整体。同时，这个系统的每一分子都与五脏有直接或间接的联系，都会对五脏产生影响。因此，中医养生的健康观是以五脏为中心和重点，全面地进行养生保健活动。

一、五脏为本，重点突出

人体以五脏为中心，以经络为通道，从而联系六腑，向外联络和主宰骨骼、经筋、肌肉、皮毛等结构，并与外界通应。人体的功能活动以五脏为中心，通过五脏的功能活动，主宰气血、津液、精等生命物质的生成、运行与功能，进而供给全身并调控全身功能的正常进行。人体的精神情志以五脏为中心，从五脏发出，并受五脏蕴养。外界的各种刺激，必先触动心神，而后由心神主宰各脏产生相应的情绪反应，人的魂、神、意、魄、志等意识思维能力也是由五脏产生并蕴养的。人体的寿衰，也是以五脏为中心，五脏强，则人衰老得晚，衰老表现轻，寿命较长；五脏弱，或功能紊乱，则人早衰短寿。因此，养生应该抓住五脏这个中心，以五脏为重点，规划和实施养生，就能纲举目张，事半功倍。

首先，养形要以五脏为本。五脏之中特别强调保养肾与脾胃。肾藏精，为先天之本，中医养生强调肾在五脏中的重要作用，强调养肾以养生。在此原则指导下，中医养生研究出许多养肾之法，如护肾保精、节欲保精、药食养肾、运动健肾等。脾胃为后天之本，人出生之后，形体的生长发育、保持健壮都依赖于脾胃对饮食物中水谷精微的摄取和转化。因此，保养脾胃，主要从饮食着手，注意营养的搭配和膳食结构，以使营养摄取充分，达到人体组织器官的需求量。保养脾胃，还要注意对脾胃功能的调理，使营养充分被消化吸收，以满足生命活动的需要。

其次，养神要以五脏为本。有了健康的五脏，才能产生正常的精神情志活动。同时，情志正常，反映出五脏的功能活动正常，有利于增强体质、抵抗疾病、益寿延年。

所以，养神以五脏为本是养生的重要原则。只有五脏精气充盛，功能协调，才能神清气足，情志正常。反之，五脏精气不足，功能失调，可出现情志异常。

养神时特别重视对心神的保养。《黄帝内经》指出，心为"五脏六腑之大主也"。中医的"五神"（神、魂、魄、意、志）虽为五脏所主，但主要归于心神所管。因此，养神应当以"养心"为中心。在此原则指导下，中医养生提倡心神清静，心态平和，七情平和，喜怒不妄发，名利不妄求，保持精神愉快，不为私念而耗散心神，损伤正气。这样，心神安和，则人体的气机调畅，正气旺盛，体格强健，抗病能力增强，就可以减少疾病的发生，维护健康，延年益寿。

二、综合调摄，杂合以养

中医养生方法丰富多彩，各有所长，养生应该落实在日常生活的各个方面，从起居、动静、药食、针灸、推拿按摩等多种途径、多种方式进行养生实践活动，中医养生学称之为"杂合以养"。个人的养生方法要适合自身，当尽量全面照顾生活中的每个细节，不嫌繁多，不嫌细致。那种希望仅凭一方一法而获健康长寿的想法，违背了养生的基本规律，是养生时应当摒弃的。同时，忽视自身存在的不利于养生的行为习惯，甚至认为其无害的做法，也是对杂合以养原则的违背。

三、中和适度，过犹不及

实际养生过程中，各种养生方法的运用都应该恰到好处，适度而止，养生不可太过，也不可不及。若教条性地进行过度"保养"，可能瞻前顾后，不知所措；若不在乎身心健康，随心所欲，没有规律，则精气耗伤。例如，以为食养可益寿，便强食肥鲜，或恐惧肥甘厚腻，而节食少餐，或只食蔬果等，都对健康无益。同时，要以中和为要，养勿过偏。例如，过分强调"补养"，虽食补、药补、静养等都是有效的养生方法，但用之太过而忽略其他方面，则会失于全面而成害。食养太过则营养过剩，药补太过则会发生阴阳偏盛；过分静养，好逸恶劳则动静失调。这些都会使机体功能发生异常。

总之，养生应以五脏为中心，建立起科学的生活方式，针对个体特点，制订出一套合乎自己实际情况的综合养生策略，做好"生命的自我管理"。从社会角度看，应当建立起社会的预防保健体系，积极倡导全民健身活动。从政府、社会、个人三个方面采取综合性的措施，对引起各种慢性病的危险性因素进行有效干预，采取各种途径、多种方法的养生保健、治疗、康复的措施，才能取得更大的健康效益和社会效益。

第三节　未病先防，和谐平衡

中医学很早就认识到，疾病发生之后再进行治疗，即使痊愈，对健康也有所损伤，有的还要留下后遗症或残障，因而必须提前预防，重视"治未病"。另外，中医学认为，疾病的发生与否，由正气与邪气斗争的结果决定。所以，无论何种疾病，只要抓住正邪关系，扶正避邪，总是可以预防的。

一、预防为主，防重于治

中医养生始终强调"治未病"，认为预防疾病的发生是保持健康、延年益寿至关重要的环节。"治未病"主要有以下基本要点。

1. 疾病可知，则可防治

中医疾病观认为，任何疾病的发生无非由内外因素所致，疾病的发生发展虽然复杂，但总按其规律而动，总有征兆可见。总之，病因可知、病势可测、病兆可察，因而疾病可以防治。

2. 预防为上，防重于治

人的一生中，时刻都面临疾患发生的危险，正气在与这些因素的对抗中，得到了锻炼。一旦疾病发生，则意味着正气受损，精、气、神也会受到伤害，这种伤害随着疾病程度的加重而逐渐加重，从而影响寿命。因此，中医始终强调在与疾病的对抗中，预防更加简便和有效。

3. 审因察势，未病先防

预防为主的原则包括未病先防、既病防变和病后防复三个方面。其中最主要的是未病先防，体察已经出现的或可能出现的不利于健康的因素，应采取有效的养生保健措施，防患于未然。若未能采取未病先防，或养生保健失误、失败，导致疾病出现，那就要在疾病始萌期采取有效手段进行治疗以解除疾病，同时辅以养生，以防范疾病的继发和传变。疾病基本治愈后，阴阳未复、正虚无力，容易因起居、饮食、外邪等而再次发病，因此病后同样应采取有针对性的养生措施以增强体质、预防复发。

二、养精调气，扶正祛邪

"邪气"，泛指各种致病因素，简称"邪"。"正气"，指人体内具有抗病、祛邪、调节、修复及对外环境适应等作用的一类细微物质。中医养生非常重视人体的正气，认为身体的强弱及机体是否早衰，主要取决于自身正气是否充盈。基于以上认识，中医养生强调以正气为中心，发挥保养正气，增强生命活力和适应自然界变化的能力，从而达到强身健体、却病延年的养生目的，具体需做到以下几个方面。

1. 养精调气

精是生命的根本，关系到衰老的速度，而肾主藏精，为先天之本。因此，养生学认为扶正当首先从肾入手，将护肾保精固本作为养生的基本措施。护肾保精的方法，要从节欲保精、运动保健、导引补肾、按摩益肾、食疗补肾、药物调养等多方面入手。通过调补肾气、肾精，培育先天之本，协调其他脏腑的阴阳平衡，使肾的精气保持充沛，以利于元气运行，增强身体的适应调节能力，更好地适应自然。

脾胃为后天之本、肺为气之本，人出生后依靠脾胃化生的水谷精微和肺所吸入的清气来充养精气，为人体生命活动提供物质基础。因此中医养生认为益气扶正当从肺脾入手，强调通过调理脾肺，使化源充足、正气充沛而达健康长寿的目的。调养肺脾的具体方法非常丰富，包括饮食调节、药物调养、精神调摄、针灸按摩、气功锻炼、起居劳逸调摄等。

此外，补益精气是补肾强身的关键，增强运化是健脾养胃的关键，二者相互促进、互为补充，即所谓"先天养后天""后天补先天"。在所有的养生活动中，必须重视脾肾功能的维护和促进。

2. 慎避邪气

邪气侵犯人体，必然引动正气抗邪，从而会扰乱脏腑组织功能、耗损人体精气。中医养生认为邪气是疾病损正伤身的触发因素，强调避邪安正，通过避免六淫入侵、七情内伤、饮食劳伤、金刃外伤、虫兽灾害等，使正气安和、不受损耗而达到却病延年的目的。在诸多邪气中，特别要注意对风邪的避忌，风邪常常伤人于不知不觉中，容易为人所忽视。因此，即使对于细细微风，也要特别加以重视，免受"贼风"而损害健康。

此外，古人还强调指出"不伤"的养生原则。人时刻都在与病邪斗争，也时刻在受伤损因素的冲击，但只要正气充盛，并少接触伤损因素，不让"伤"和"邪"积累至改变健康状态而致病，则可视为"不伤"。因此，"不伤"的根本在于正气充盛，而防邪避邪是"不伤"的重要手段。

中篇

方法篇

第三章

精神养生

第一节　基础理论

精神养生是指在中医养生基本原则指导下，通过主动的修德怡神、积精全神、调志摄神等，保护和增强人的精神心理健康，通过节制、疏泄、移情、开导、暗示等措施及时排解不良情绪，恢复心理平衡，达到情志和调、心安神怡的养生方法。

精神养生是中医养生的核心内容，贯穿于中医养生之始终。养神得当，则人体七情调和，脏腑协调，气顺血充，阴平阳秘，"形与神俱"，福寿绵长。

第二节　基本方法

一、修德怡神

修德怡神，指通过道德品质的修养，使自身的精神情绪较少受外界影响，长久保持开朗、乐观、恬愉的状态。养德是养生的一部分，养生就要养德。道德修养高尚之人行事光明磊落，性格豁达开朗，处于奋然向上的精神状态，具有健康高尚的生活情趣，有利于神安志宁，气顺血调，故有崇高品德的人多能长寿。

（一）常存仁爱之心

重视道德修养，长存仁爱之心的人，能始终与他人保持和谐的人际关系，自然心神无忧，精神愉悦而有益于健康长寿。"仁爱之心"可以通过一定方式的培养。首先，见他人甚至他物罹受不幸，而深自怜悯，进而生出保护、救助的想法。其次，见到不幸之人、不幸之事，换位思考以激发仁爱之心和救助之情；见到美好的事物，换位思考以更好地发现美、品味美、体会其带来的愉悦；感到他人的爱心或见到他人的善行，以之为榜样，换位思考以提醒自己、学习他人；见到他人不道德的行为，当劝诫之，并换位思考以警醒自己。再次，以自身行为感染他人，营造爱心的环境。最后，树立愿意为之奋斗始终的合理的理想和信念，这种信念可以是"长寿""健康""生命""人人有爱"等。

（二）常怀坦荡之胸襟

精神养生，需保持胸怀坦荡，不做损人利己之事，不贪不义之财。光明磊落，自然心安理得，心神安宁，没有忧愁，生活在舒心如意的气氛中，其乐融融。如此则人之精神内环境常保持良好的状态，有利于健康长寿。

（三）常做乐善之事

首先，性善好施，乐于助人，可以激发人们的友爱感激之情，从中获得内心温暖，缓解日常生活中的焦虑，从而能很好地维持脏腑阴阳的协调与平衡，有益于维护身心健康。其次，拥有宽广的胸怀，情志就常能保持愉快畅达，则气血调和，身心健康。

（四）常省修德之身

省修德之身即通过自我反省，改过自新，提升素质修养，健全人格。具体之法，一是要常自"省身"；二是要"寡欲"。"省身"指在日常生活中，常对自身思想及行为进行反省与自律，从而提高自身的道德修养，使自己的行为更有利于养生，更符合道德标准。"寡欲"指尽量减少过分的欲望和过度的索求。如看淡名利，禁绝穷奢极侈、声色犬马，不取不义之财，饮食滋味以薄淡为佳，远离奸邪谄媚、阴谋算计，去除嫉妒心理等。

（五）常以恬淡为务

恬淡虚无即摒除杂念，畅遂情志，神静淡泊，以使心神保持"清静"之态。人静则神气内藏，含蓄不露；躁动无度则神气消亡，损身殒命。只有不为物欲所迷惑，不为声色所打扰，才能使气血调和，脏腑安泰，跻身长寿之域。

二、积精全神

"积精全神"是指利用精、气、神之间的互济关系，通过积累、固护人体之精气，资助人之"神"保持健旺，从而维持精神活动的正常，达到养生的目的。

（一）节欲保精

肾主藏精，肾精充足才能气充神旺，因此保养肾精是保养精气的根本。

1. 内守精神

首先要使心神宁静。心为一身之主宰，心静则一身俱静。要使心神宁静，应避免引起欲念过度的环境刺激因素。其次，要保持理智，以思维、理性和意志乃至道德的力量收心养心，控制过度的欲望。

2. 情欲适度

合理满足人的生理欲望和需求，才能有健康平和的心理，才能保持形健神旺。如果过度抑制正常的欲望，反会带来危害，特别是青壮年情欲旺盛者。

（二）饮食养精

饮食可以充实真气，气化为精，以养元神。饮食养精应在注意合理搭配的基础上，首重进食"五谷"，常食米、麦、肉、蛋、莲子、桂圆、核桃等，适当调配，便可在补益精气的基础上达到体健神旺的目的。但饮食五味对人体既有滋养作用，也有伤害作用，故饮食养精须注意"食饮有节""谨和五味"。具体内容将在"饮食养生"部分中详细说明，不在此赘述。

（三）方药补精

对于已有明显精气耗伤之象者，应选择方药以针对性地补养脏腑精气。方药补精宜分清虚实，辨证论治，具体方法有二。一是直接补精，多用于虚证者，常根据气血阴阳虚损的程度分别予以调补或采用"虚则补其母"的方法来化生气血。二是间接补精，多用于实证者，常根据病邪的不同性质分别予以施治，使邪去精藏，正气自复，自然能达到养生的目的。此外，按摩补肾益精之腧穴也不失为固精摄精的方法。避免体劳、神劳过度，能起到很好的保精、积精作用。避免七情过激既是养神的基本方法，更是积精全神的基本保证。

三、怡情摄神

怡情摄神，即在人的精神将要或已经失于清静而发生异常时，采取适当的方法，从而使情志回归正常的精神养生法。以下方法可酌情选择运用。

（一）移情法

通过一定的方法和措施改变人的情绪和意志，或改变其周围环境，使之与不良刺激因素脱离，从不良情绪中解脱出来。

1. 琴棋书画移情

可根据自己的兴趣爱好，从事自己喜欢的活动，如书法、绘画、弈棋等，以排解愁绪，颐养心神。

2. 运动移情

运动尤其是传统的体育运动不仅可以增强生命活力，而且能有效地把不良情绪发散出去，使形神舒畅，心神安合，达到阴阳协调平衡。

3. 升华移情

用顽强的意志战胜不良情绪的干扰，用理智将其化为行动的动力，不为一时的失意所击倒，志存高远，投身于更伟大的事业中去。

4. 超脱移情

在思想上把事情看淡，在行动上主动脱离导致不良情绪的环境。

（二）暗示法

用含蓄、间接的方法，对别人的心理和行为产生影响，诱导对象不经逻辑思维和判断直接接受被灌输的观念，主动树立某些信念，或改变自身情绪行为，达到缓解不良情绪的目的。一般多采用语言暗示，也可采用手势、表情，或采用暗示性药物及其他暗号来进行。暗示法不仅影响人的心理行为，而且能影响人的生理功能。

（三）开导法

开导法是通过交谈，用浅显易懂的道理进行劝说引导，使患者主动解除消极情绪的一种调畅情志方法。最常用的方法有解释、鼓励、安慰、保证。解释是使对方明白事理，以理制情，保持正确的心态；鼓励、安慰和保证是帮助患者消除疑虑、建立信任和树立信心。

（四）节制法

节制法是通过调和、克制、约束情感，防止七情过激，从而达到心理平衡的方法。七情太过，不仅可直接伤及脏腑，引起气机升降失调，气血逆乱，还可损伤人体正气，使人体的自我调节能力减退。所以情志既不可抑，也不可纵，贵在有节适度。

（五）疏泄法

疏泄法是将积聚、压抑在心中的不良情绪，通过适当的方法宣达、发泄出去，以尽快恢复心理平衡。常以疏泄者的倾诉或谈话来进行，也可以通过运动、旅游、心理剧等方法来实现。情志疏泄可以直接疏泄，如哭泣，还可以间接疏泄，如倾诉、赋诗作文、唱歌等。

（六）调气法

调气法是通过适当的方法调养人体之气，畅行脏腑气机，以增强五脏气化功能，进而和调五脏之神。调息行气在传统养生运动中体现得最为充分，将在"导引养生"部分中具体叙述。

（七）情志相胜法

产生不良情绪时，可根据情志之间存在的五行生克制化规律，用互相制约、互相克制的情志，转移和干扰原来对机体有害的情志，从而恢复或重建精神平和的状态。情志相胜法对对象造成的情志转换冲击往往较大，不适宜作为怡情摄神养生的首选方法，在实际应用中需加以注意。

社交养生

第一节　基础理论

社交养生，是指个人根据社会环境状况及自身的交际情况，合理利用社会环境中的有利因素，主动改善自身的交际状况，建立良好的交际圈，从而更好地融入社会，达到怡畅情志、却病延寿目的的养生方法。

第二节　基本方法

一、社会环境与养生

社会环境包括政治、生产力、生产关系、经济条件、劳动条件、卫生条件、生活方式及文化教育环境等。社会环境对人的体质及疾病发生会产生直接影响。

人类的疾病谱和健康状况随着社会的发展变化而有相应的变化。人生活在社会中，道德观念、经济状况、生活水平、生活方式、饮食起居、政治地位、人际关系等，都会对人的精神状态和身体素质产生直接影响。可见，防病保健并非单纯的医学问题，而是需要用社会学的基本理论和研究方法，结合医学，全面认识疾病、防治疾病，才能从根本上提高人类的健康水平。

二、交际环境与养生

人际交往作为人生的重要内容，与人们的身心健康密切相关，是人们养生延年不可缺少的行为活动。

（一）交际的养生功能

人们在社会交往中，相互沟通，相互学习，相互合作，相互促进，不断地完善自己，并由此获得了友谊和情感上的充实，使身心愉悦，满足了高层次的心理需求。良性的人际交往可以起到摆脱孤独，感受温暖，减轻痛苦，增添快乐，调节心理平衡的作用，同时有利于培养健全的人格，预防精神心理障碍这一危害人类身心健康的常见病证，从而有益于健康长寿。

（二）建立健康交际环境的原则和措施

建立健康交际环境宜遵循一定的原则，运用正确的行为措施，这样才能达到有益身心健康的目的。

1.建立健康交际环境的原则

诚实守信、尊重平等、宽容大度、相互理解、互利互惠、掌握适度原则等。

2. 建立和谐交际环境的措施

重视仪表形象、加强个性修养、真诚关爱他人、学会换位思考、运用微笑语言、使用礼貌语言、学会幽默风趣、克服不良心态。获取和谐的交际环境，必须克服不良心态，做到"勿气""勿疑""勿怯""勿忌"等。

第五章

饮食养生

第一节　基础理论

饮食养生，简称"食养"，是在中医理论的指导下，根据食物的特性，合理地选择和加工利用食物，从而滋养精气、平调阴阳、维护健康、延年益寿的方法。中医尚有利用食物特性以治疗疾病的方法，称为"食疗"。"食养"适用于所有人群，而"食疗"主要针对疾病人群，但是两者之间没有绝对的界限。

中医素有"药食同源"之说，药物和食物皆属天然之品，二者在性能上有相通之处，同样具有形、色、气、味、质等特性。一般而言，酸（涩）味食物具有收敛、固涩的作用，如石榴能止泻止利；苦味食物具有泄热坚阴、燥湿降逆的作用，如苦瓜能清热泻火，用于解暑或火热实证；甘味食物具有补益、和中、缓急的作用，如饴糖能缓急止痛，用于胃脘痛；辛味食物具有发散、行气、行血的作用，如生姜、葱白能辛温解表，用于轻度外感；咸味食物具有软坚散结、泻下的作用，如海带、紫菜软坚散结，用于瘿瘤；淡味食物具有渗湿、利尿作用，如玉米须、冬瓜，可用于治疗水肿、小便不利。

第二节 基本方法

一、全面膳食，合理搭配

全面膳食可以让人们全面摄取所必需的各种营养成分。饮食要以谷类为主食，肉类为副食，蔬菜、水果为辅助。现代研究认为，蛋白质、脂类、糖类、维生素、矿物质、水和纤维素这七大类是人体所需的主要营养素。其中谷类食物含有丰富的糖类、蛋白质、单不饱和脂肪酸；肉类食物含有大量的优质蛋白质和饱和脂肪酸、类脂；蔬菜和水果中含有大量的维生素、矿物质、水和纤维素。

合理搭配就是在全面膳食的基础上注意各类食物所占的比例。首先应是荤素搭配、以素食为主。《中国居民膳食指南（2016）》提出：每天应摄入谷类、薯类250～400g，并饮水1500～1700mL；蔬菜300～500g，新鲜水果200～350g；鱼、禽、肉、蛋等动物性食物120～200g（水产品40～75g，畜禽肉40～75g，蛋类40～50g）；奶类及奶制品300g，大豆及坚果类25～35g；油25～30g，盐控制在每天6g以内。其次，根据人体的生理需要，合理地摄取食物，达到营养全身、健康长寿的目的。多吃酸食，会使小便不利；多吃咸食，会使人口渴；多吃辛味食物，会使人感到心胸空虚不实；多吃苦味食物，会使人呕吐；多吃甘味食物，会使人感到心中烦闷不适。因此，饮食养生要注意调和五味，不偏嗜、久食某种食物或某种味道。最后，应寒热适宜，这一方面指食物的寒热属性应相互协调，另一方面指食物入口时的温度要适宜。过食温热食物，容易损伤脾胃阴液；过食寒凉食物，容易损伤脾胃阳气。

二、审因施膳，以人为本

审因施膳即因时、因地、因人制宜地合理选择膳食。时有四季的不同，昼夜的交替等；地有地势的高低，气候的寒热，水土的不同等；人有年龄、性别、体质的差异等。在三者中，人是最积极主动的因素，所以又应以人为本。

（一）因人制宜

根据个人的年龄、性别、体质等生理特点进行饮食养生。

首先，应根据各年龄段的生理特点进行饮食养生。小儿具有脏腑娇嫩、发育迅速的生理特点，因此饮食应保证营养全面充足、易于消化，特别是要保证蛋白质和丰富的维生素、矿物质的供给，在此基础上应慎食肥腻厚味，防止损伤脾胃或造成肥胖。中青年人发育成熟，气血旺盛，但消耗较大，饮食应荤素搭配、营养充足。老年人脏腑功能衰退，气血化源不足，故食宜熟软，易消化而多补益，忌食生冷和不易消化的食物。

其次，性别不同，饮食有别。妇女需要经历经、带、胎、产、乳等特殊时期。平素易伤血，故应多食补血的食品；孕、产、乳期易致气血虚弱，更宜进食补气养血的食物，加强营养的摄入，可适当增加偏于温补的血肉有情之品。

最后，人的体质有阴阳虚实的不同，故饮食养生需根据体质的不同而有所不同。阳虚之体宜食温补之品，阴虚之体宜食寒凉养阴之品；气虚者宜食补气之品；血虚者宜食补血之品；体弱者应食易消化而又营养充足之品；体胖者多痰湿宜食清淡化痰之品，体瘦者多阴虚宜食滋阴生津之品等。

（二）因时制宜

根据四时季节和昼夜晨昏的时序规律来进行饮食养生。春季宜食枸杞、笋、芹菜、菠菜、猪肝等；夏季宜食苦瓜、冬瓜、西瓜、绿豆、莲子、荷叶、鸭肉等；秋季宜食银耳、百合、萝卜、梨、杏仁、荸荠、猪肺等；冬季宜食羊肉、核桃、海参、虾、猪腰、黑豆、黑芝麻等。

（三）因地制宜

根据地域环境特点进行饮食养生。我国东南地势较低，气候温暖潮湿，宜食清淡通利或甘凉之品；西北地势较高，气候寒冷干燥，宜食温热滋润之品。由于各地水土性质不同，有些地方容易形成地方病，如地方性甲状腺肿、克山病、大骨节病等，更应因地制宜进行食养以预防。

三、饮食有节，注意宜忌

（一）食饮有节

饮食要有节制，适时适量。饮食适时，就是按照一定的时间，有规律地进食。一般的饮食习惯是一日三餐，即早餐、午餐、晚餐，间隔时间为4～6小时。一般情况下，早餐应安排在6：30～8：30，午餐应在11：30～13：30，晚餐应在18：00～20：00进行为宜。这种时间安排与饮食物在胃肠中消化和吸收的时间比较吻合，因此符合饮食养生的要求。饮食适量，就是按照一定的量进食。一日三餐中，早餐要保证其营养充足；午餐要吃好；晚餐要适量。比较合理的三餐分配是早餐占全天总热能的30%～40%，午餐占30%～40%，晚餐占30%左右。饮食适量还包括饥饱适度。过饥，则化源不足，精气匮乏；过饱，则胃肠负担过重，影响运化功能。

（二）饮食宜忌

1. 饮食卫生

饮食卫生包括食物新鲜清洁、提倡熟食、讲究进食卫生等几个方面。提倡选择食物要新鲜清洁，并且要经过烹饪加工变熟后再食用。如果食物放置时间过长或储存不当会引起变质，产生对人体有害的各种物质。烹调加工过程是保证食物卫生的一个重要环节，高温加热能杀灭食物中的大部分微生物，防止食源性疾病，所以应尽量进食熟食，尤其是肉类。进食卫生指进食前、进食中和进食后应该注意的卫生问题。进食前应注意手和餐具的消毒，防止病从口入。轻松整洁的进食环境再配合柔和的音乐，有助于脾胃的消化吸收。同时应避免在劳累和情绪异常时进食。进食时应保持精神专注，做到"食不语"。同时进食时要做到细嚼慢咽，急食暴食易损伤肠胃。饮食后要漱口，保持口腔卫生；食后宜摩腹、散步以利于食物的消化吸收。

2. 食宜清淡

饮食宜清淡，勿过食肥甘厚味。所谓"清淡"，既指日常饮食中含有的油脂，尤其是动物性油脂较少，也指食物中的调料少，口感较淡。清淡的饮食有利于脾胃的消化和吸收；过食肥甘厚腻之品则易伤脾胃，导致运化失常，形成肥胖、痈疽、消渴、胸痹等病。保持饮食清淡的方法，除了遵循每日用油、盐量的建议，并逐渐习惯口味的清淡，不追求"味蕾的刺激"外，烹饪中还有一些方法可以调节饮食的清淡与油腻。例如，以植物油替代动物油；多用蒸、煮、炖，少用煎、炒、炸，以减少用油量；做肉汤时，时时撇去油沫和浮油，能降低肉汤的油腻感；恰当使用辛香调料等。尤其是老年人，由于味觉功能下降，可能有饮食口味加重的现象，更需注意清淡饮食。当然，清淡饮食并不意味着完全放弃对饮食味道的要求，无肉、无油、无调料的饮食对人的健康也是不利的。清淡饮食的关键就在于，根据个人口味和饮食养生的原则而把握一定的常度。

3. 烹饪选择

不同的烹饪方法对食物的营养价值造成不同的影响。比如，烧制过的动物性原料的汤汁中，水溶性维生素 B_1 和 B_2、钙、磷、氨基酸及糖类部分发生水解反应，不仅口感好而且易于消化。在煮制时，原料中所含的蛋白质、脂肪酸、有机酸、无机盐和维生素浸入汤中，因此应加强汤汁的合理利用。采用汆法或涮法时，原料在沸水中停留的时间较短，减少了钙、锌、铁、硒，以及维生素 B_1、B_2、B_5 和蛋白质的流失，最大限度地保证了原材料的鲜嫩，但是一定要将食物烫熟再吃，以防止寄生虫污染。通过炖、焖、熬、煨法制成的菜品具有熟软或酥烂的特点，有利于营养的吸收，特别适合老年人、儿童、孕产及哺乳期的妇女食用。油炸食物可增加脂肪含量、不易消化，并且高温加热后食物中的B族维生素破坏较大，蛋白质严重变性，脂肪发生反应，使食物的营养价值下降。煎、贴、塌法可使食物内部的可溶性物质流失较少。炒、爆、熘法加热速度快、时间短，食物中的水分和营养素损失较少。熏、烤法由于食物受到高热空气作用，一方面在表面形成一层硬壳，使内部浸出物流失较少；另一方面因为温度高，受热时间长，导致脂肪和维生素A、维生素E损失较大。另外，烟熏食品可能含有苯并芘等有害成分，不宜多吃。蒸制过的食物营养素保存率高，并且容易消化。

4. 饮食禁忌

首先是防止误食。河豚、发芽的土豆、野生蘑菇等，如果处理不当或误食有毒品种，就会影响人体健康，甚至危及生命。果肉蔬菜的味道、颜色等有异者尽量不食；过期变质食物绝不能吃；来自疫区、放射区的食物不要吃；放置时间过长的食物应慎食；野外生长的不知其名的食物，不可食；蚊、蝇、蚁、虫沾染，或落地果蔬，若表皮未受损，则可洗净或削皮再食，若表皮受损，则尽量不食。其次是患病者的饮食禁忌。总体而言，热证忌食辛辣之品，寒证忌食生冷之品，脾胃虚弱者忌食生冷油腻之品。最后是服药期间的饮食禁忌，服用某些药物时忌食生冷、辛辣、油腻等。此外，还有食螃蟹忌柿、荆芥，服人参忌萝卜、茶叶等。

附：饮食养生材料

（一）五谷为养（见表5-1）

粮谷类是我国人民的主要食物，五谷包括大米、小麦、小米、玉米及高粱等，薯类包括马铃薯、红薯、木薯等。粮谷类和薯类性味多甘平，具有健脾益气、和胃之功效，除了能充养机体，还可用于预防和治疗脾胃虚弱所致的食少纳呆、神疲乏力、大便稀溏等。如中医认为小麦能养心安神、清热除烦，麦片能温健脾胃、补益心气，糯米能补中益气、健脾止泻，薏苡仁能健脾除湿、消痈除痹等。粮谷类不宜加工太细，烹调时避免淘洗次数太多，不要加碱，以免损失水溶性维生素。为提高其营养价值，可与豆类混合食用。

豆类主要为黄豆，还有绿豆、红小豆、豇豆、蚕豆等。豆，古代称为"菽"，性味甘平，多能健脾益气、利水消肿，可以充养机体，尤其适合气血亏虚、脾胃不足的人。豆类及其制品的加工和烹调方法不同，消化率也不一样。如将黄豆制成豆腐，加工过程中减少了膳食纤维，提高了消化吸收率；如再制成腐乳，经过发酵，会使蛋白质分解，不但能提高消化吸收率，而且会增加维生素B~12~和核黄素的含量。将豆类发芽会增加维生素C的含量。生黄豆中含有抗胰蛋白酶，加热煮熟后可使其破坏，提高蛋白质的消化率。

表5-1　五谷为养

名称	性味	食养功效	食用方式
粳米	甘、平	补气健脾，除烦渴	煮粥食，为药膳常用谷类
糯米	甘、温	补中益气，健脾止泻，缩尿敛汗	煮食、粥食，磨粉后是糕饼类膳食外皮的常用原料
小麦	甘、平	养心，健脾，益肾，除热，止渴	多磨粉做面食，生品或炮制后可入药
燕麦	甘、平	和脾益肝，滑肠，止汗，催产	煮食，处理后可冲食
玉米	甘、平	调中和胃，利尿消肿	蒸、煮、炖皆可
薏苡仁	甘、淡，微寒	利湿健脾、舒筋除痹、清热排脓	多用粥食，常入药膳
甘薯	甘、平	益气健脾，养阴补肾	蒸煮食、粥食、烤食
山药	甘、平	补脾，养肺，固肾，益精	蒸食、粥食，多入药膳
黄豆	甘、平	宽中导滞，健脾利水，解毒消肿	入粥食为主，也可磨粉食
黑豆	甘、平	活血利水，祛风解毒，健脾益肾	粥食，或与谷类混蒸食
绿豆	甘、凉	清热，消暑，利水，解毒	汤食、粥食
赤小豆	甘、平	利水消肿退黄，清热解毒消痈	汤食、粥食，多入药膳
白扁豆	甘、淡，平	健脾，化湿，消暑	汤食、粥食，可入药

（二）五菜为充（见表5-2）

蔬菜是人们膳食中不可缺少的重要食品。根据蔬菜的结构性状及可食部位的不同，分为叶菜类，如大白菜、小白菜、菠菜、韭菜、油菜、香菜等；根茎类，如萝卜、胡萝卜、土豆、芋头、葱等；瓜果类，如黄瓜、冬瓜、苦瓜、茄子、西葫芦、西红柿等；鲜豆类，如扁豆、毛豆、芸豆、蚕豆等；花菜及食用蕈类，如菜花、黄花菜、香菇、木耳等。

食用菌是指无毒的新鲜或干燥真菌的子实体。常见的食用菌有黑木耳、银耳、蘑菇、香菇等。食用菌所含的多糖类具有增强机体免疫力、抗癌、抗自由基、延缓衰老、降低血糖、降血脂等保健作用。

表5-2　五菜为充

名称	性味	食养功效	食用方式
白菜	甘、凉	解热除烦，生津止渴，通利肠胃	烹饪后熟食
甘蓝	平、甘	清利湿热，散结止痛，益肾补虚	烹饪后熟食，偶可生食
水芹	辛、甘，凉	清热解毒，利尿，止血	烹饪后熟食，偶可绞汁饮
芫荽	辛、温	发表透疹，消食开胃，止痛解毒	多为调味菜，生用，可入药
菠菜	甘、平	养血、止血、平肝、润燥	烹饪后熟食
苋菜	甘、凉	清热解毒，通利二便	烹饪后熟食
茼蒿	苦、甘、凉	利尿，通乳，清热解毒	烹饪后熟食或烫食
韭菜	辛、温	补肾、温中、行气、散瘀、解毒	烹饪后熟食，偶可绞汁入药

中医养生　健康有道

续表

名称	性味	食养功效	食用方式
枸杞菜	苦、甘，凉	补虚益精，清热明目	烹饪后熟食
海带	咸、寒	清热化痰，止咳，平肝	多凉拌或入汤菜
竹笋	甘、苦，凉	化痰、消胀、透疹	烹饪后熟食
洋葱	辛、甘，温	健脾理气、解毒杀虫、降血脂	烹饪后熟食，偶可生食
百合	甘、微苦，微寒	养阴润肺、清心安神	炒食、凉拌食，或入汤食
萝卜	辛、甘，微凉	消食，下气，化痰，止血，解渴，利尿	生、熟食皆可
胡萝卜	甘，平	健脾和中，滋肝明目，化痰止咳，清热解毒	多炒食，或可蒸煮食，偶可生食
莲藕	甘，微寒	生用：清热生津，凉血，散瘀，止血。熟用：健脾，开胃	烹饪后熟食
黄瓜	甘，凉	清热、利水、解毒	生、熟食皆可
冬瓜	甘、淡，微寒	利尿、清热、化痰、生津、解毒	多炒食或汤食，可入药
苦瓜	苦，微寒	祛热涤暑、明目、解毒	炒食，也可烫熟凉拌，少有绞汁饮
南瓜	甘，平	补益脾胃，解毒消肿	多蒸食和粥食
番茄	甘、酸，微寒	生津止渴、健胃消食	生、熟食皆可
茄子	甘，凉	清热解毒，消肿	必须熟食，食法多样
辣椒	辛，热	温中散寒，下气消食	作调味菜食
银耳	甘、淡，平	滋补生津，润肺养胃	多入汤、粥食
蘑菇	甘，平	健脾开胃，平肝透疹	烹饪后熟食
香菇	甘，平	扶正补虚，健脾开胃，祛风透疹，解毒抗癌	烹饪后熟食
木耳	甘，平	补气养血，润肺止咳，止血，抗癌	烹饪后熟食

（三）五果为助（见表5-3）

五果助养机体，味多以酸甜为主，具补虚、生津除烦、止咳化痰、开胃消食、润肠通便等作用。水果中，如鲜枣、山楂、柑橘、草莓、柠檬等，含有丰富的维生素C；香蕉、苹果、海棠等含有丰富的纤维素、果胶、有机酸、维生素和矿物质，可刺激消化液分泌，增进胃肠的蠕动，减少毒物吸收及防止便秘。

坚果类包括花生、核桃、松子、葵花子及榛子等，可滋补肝肾，强健筋骨，并可为脑组织的活动提供能量，是天然的健脑食品，对老年人及脑力劳动者很有益处。

表5-3 五果为助

名称	性味	食养功效	食用方式
梨	甘、微酸，凉	清肺化痰，生津止渴	生食，或榨汁、入汤、制膏
桃	甘、酸，温	生津、润肠、活血、消积	生食，或糖腌、蜜炙后食
橘	甘、酸，平	润肺生津，理气和胃	生食，或榨汁饮，其皮可开水泡饮
橙	酸，凉	和胃降逆、理气宽胸、消瘿、解鱼蟹毒	生食、榨汁
柚	甘、酸，寒	消食、化痰、醒酒	生食
柠檬	酸、甘，凉	生津解暑、和胃安胎	切成片泡饮，或少挤汁入饮料以调味
李子	酸、甘，凉	清热、生津、消积	生食，或腌制后食
苹果	甘、酸，凉	益胃、生津、除烦、醒酒	生食，老人可食蒸苹果
葡萄	甘、酸，平	补气血、强筋骨、利小便	生食、榨汁，也可发酵制成酒饮用

续表

名称	性味	食养功效	食用方式
草莓	甘、凉，微酸	清热止渴、健胃消食	生食
山楂	酸、甘，微温	消食积、散瘀滞	生食，或干品泡饮
香蕉	甘、寒	清热、润肺、润肠、解毒	生食
荔枝	甘、微酸，温	养血健脾、润肤养颜	生食
龙眼肉	甘、温	补心脾、益气血、安心神	生食，或干品入药
猕猴桃	甘、酸，微凉	解热、止渴、健胃、通淋	生食，偶有发酵制酒
西瓜	甘、微寒	清热除烦、解暑生津、利尿	生食，其白皮可入汤或炒食
大枣	甘、温	补脾胃、益气血、安心神、调营卫、和药性	生食、入汤、制膏或泡饮，可入药
栗子	甘、微咸，平	益气健脾、补肾强筋、活血消肿、止血	炒熟后食
花生	甘、平	健脾养胃、润肺化痰	多炒食，可生食
核桃仁	甘、涩，温	补肾益精，温肺定喘，润肠通便	生食，或入汤、凉拌
芝麻	甘、平	补益肝肾、养血益精、润肠通便	混谷类蒸食，或生食、入汤、榨油等

（四）五畜为益（见表5-4）

　　《黄帝内经》中所说之"五畜"，其实代表了所有动物源性食物，包括禽畜、鱼虾蟹等，如猪、牛、羊、鸡、鸭、鹅、马、驴及其内脏等；蛋类指鸡蛋、鸭蛋、鹅蛋、鸽蛋和鹌鹑蛋等。肉类中的蛋白质含量高，其中必需氨基酸的含量和利用率均较高。奶类、鱼类及其制品是优质蛋白质、脂溶性维生素和矿物质的良好来源。奶类含钙量丰富，且吸收、利用程度高，还是极好的钙来源。

不同的肉类具有不同的食养作用，如牛肉补脾胃，益气血，强筋骨；羊肉补益精血，温中暖肾；猪肝养肝明目补血，猪肾补肾止遗，止汗利水；乌骨鸡养阴退热，益脾补中等。奶蛋类一般味甘性平，多具有补益作用，适合长期调补之用，可用于阴血亏虚、脾肾不足引起的消渴、燥咳、呃逆等。肉类加工、烹调时除水溶性维生素（主要为维生素 B_1）有损失外，其他营养素损失很少，且采用炖、煮的方法可提高其营养价值。

表5–4　五畜为益

名称	性味	食养功效	食用方式
鸡肉	甘、温	温中，益气，补精，填髓	烹饪后熟食
鸭肉	甘、微咸，平	补益气阴，利水消肿	烹饪后熟食
鹅肉	甘、平	益气补虚，和胃止渴	烹饪后熟食
鸽肉	咸、平	滋肾益气，祛风解毒，调经止痛	烹饪后熟食
牛乳	甘、平	补虚损，益肺胃，养血，生津润燥	消毒、煮开后饮，或入汤食调味矫色
羊乳	甘、微温	补虚，润燥，和胃，解毒	消毒、煮开后饮
鸡蛋	甘、平	滋阴润燥，养血安胎	蒸、煮、炒食，或入汤，尽量不要生食
鹌鹑蛋	甘、淡、平	补虚，健胃，健脑	煮熟食
猪肉	甘、咸，平	补肾益阴，养血润燥，益气消肿	烹饪后熟食
牛肉	甘，水牛性凉，黄牛性温	补脾胃，益气血，强筋骨	烹饪后熟食，尽量不要半生食
羊肉	甘、温	温中健脾，补肾壮阳，益气养血	烹饪后熟食
兔肉	甘、凉	健脾补中，凉血解毒	烹饪后熟食

（五）调味品的应用（见表5-5）

调味品是在烹调过程中用于调和食物口味的一类原料的统称，一般用量不宜多。调味品可以在烹调中调和五味，有去腥解毒、增进食欲、促进消化之功。

表5-5　调味品的应用

名称	性味	食养功效	食用方式
蜂蜜	甘、平	调补脾胃、缓急止痛、润肺止咳、润肠通便、润肤生肌、解毒	温水冲服，或入糕点，或作膏剂
白糖	甘、平	和中缓急、生津润燥	调味品
冰糖	甘、平	健脾和胃、润肺止咳	入汤、冲饮，常入茶饮中
盐	咸、寒	涌吐、清火、凉血、解毒、软坚、杀虫、止痒	调味品，一日摄入6克以下
醋	酸、甘，温	散瘀消积、止血、安蛔、解毒	调味品
酒	辛、甘、苦，温	通血脉、御寒气、行药势	直接饮，或泡药饮，也可入肉类膳食调味
葱	辛、温	发表、通阳、解毒、杀虫	调味品，偶可稍煮饮以治轻微感冒
生姜	辛、温	发汗解表、温中止呕、温肺止咳	调味品，或切片入药，偶可生食以防眩晕呕吐
大蒜	辛、温	温中行滞、解毒、杀虫	调味品，也常生食
胡椒	辛、热	温中散寒、下气止痛、止泻、开胃、解毒	调味品
小茴香	辛、温	温肾暖肝、行气止痛、和胃	调味品

第六章

起居养生

第一节　基础理论

　　起居养生，就是在中医理论指导下，通过调节人体的日常生活作息，使之符合自然界和人体的生理规律的一种养生方法。本章主要讨论起居环境、作息常规、劳逸适度及睡眠调摄，其他起居内容参见相关章节。

第二节　基本方法

一、规律作息

　　"作息"即指劳作和休息。养生强调作息时间顺应自然规律和人体的生理节律，循序而动。人体脏腑组织器官的生命活动都要保持一定的节律，才能发挥最佳的功能状态，有利于生物节律的形成和稳定，从而有益于身心健康。养成规律作息的关键是要培养规律的生活习惯，把生活安排得井井有条，这样可使人生机勃勃，精神饱满地工作、学习。

　　首先，起卧休息应与自然界阴阳消长的变化规律相适应。例如，一年之内，自然界有春生、夏长、秋收、冬藏，人的日常作息也应相应形成春夏晚卧早起，秋季早卧早起，冬季早卧晚起的不同规律。一日之内，平旦之时阳气从阴始生，到日中之时，则阳气最盛，午后则阳气渐弱而阴气渐长，深夜时分则阴气最为隆盛。相应地，人们应在白昼阳气隆盛之时从事日常活动，而到夜晚阳气衰微的时候，就要安卧休息。总之，人体的规律作息习惯要符合"日出而作，日落而息"的道理。

　　其次，注意遵循自身生物钟运转规律。例如，工作时间，应随着年龄体质而进行相应调整。常人一般为八小时，但年老体弱精气不足者，则应相应地缩短工作时间。规律作息习惯的建立，可使体内各种功能活动更加协调统一，更好地与外界环境相适应，提高人体的健康水平，使人体各组织器官的生理活动能长时间维持正常状态。

二、子时小睡，午时小憩

　　睡眠是人体的一种生理需要，在睡眠状态下人体的组织器官大多处于休整状态，从而大大降低了气血的消耗，使其得到必要的补充与修复。高质量的睡眠是消除疲劳、恢复精力的最佳方法，并能达到防病治病、强身益寿的目的。

（一）睡前调摄

1. 调摄精神

睡前应防止情绪的过激，保持安静平和的心态。

2. 稍事活动

睡前可在家中缓缓散步，单调的散步活动能增强睡意，并消耗一些体力，使入睡更加容易。但是，睡前活动不可过量，否则阳气浮动，神不归脏，难于安卧。

3. 濯足、按摩涌泉穴

坚持每晚用热水濯足，双脚相互摩擦或用双手按摩足背、足心，并由下至上按摩小腿，时间以30分钟左右为度。泡完后用毛巾擦干，继而坐在床上准备进行足底按摩。这样可以滋肾清热，导火下行，故可取得除烦宁神的作用。

（二）睡时调摄

1. 睡眠姿势

在睡眠姿势方面，要求"卧如弓"。古今医家都认为常人右侧卧是最佳卧姿。右侧卧位，即身体侧向右边，四肢略为屈曲，双上肢略为前置，下肢自然弯曲，躯体呈弓形。根据人体生理结构，右侧卧时心输出量较大，食物的消化和营养物质的代谢能得到加强，人自身感觉也比较舒适。必须指出的是，虽然右侧卧的睡姿有利于养生保健，但入睡后要保持睡姿永远不变是无法做到的，也是不现实的。对孕妇来说，宜左侧卧，因左侧卧最利于胎儿生长，并可减少妊娠并发症。婴幼儿应该在成人的帮助下经常变换体位，一般每隔1~2小时翻一次身。心衰患者及咳喘发作者宜取半坐位或半侧位，同时将枕与后背垫高。胸膜积液患者，宜取患侧卧位。有瘀血症状的心肺疾病患者，如肺心病患者等，应忌左侧卧或俯卧。

2. 睡眠方位

睡眠方位指睡眠时头足的方向位置。中医认为，北方属水，为阴中之阴位，主冬主寒，头乃诸阳之会，故北首而卧恐阴寒之气直伤人体元阳，损害元神之府。

3. 睡眠时间

小儿年龄越小，睡眠时间越长，睡眠次数越多。成年人实际睡眠时间减少至每日需要8小时，人至50岁以后，对睡眠时间的需求又会逐渐增加。子午觉是睡眠养生法之一，即每天于子时（夜间23时至1时）和午时（白天11时至13时）入睡。中医养生学认为，日寝夜寐，一昼夜间寐分为二，每日时至午后，阳气渐消，少息以养阳，时至子后，阳气渐长，熟睡所以养阴，阴阳并养，则最有利于神健体康。日寝夜寐以养身心的关键在于日寝。午觉不宜超过1小时，每日中午小睡能使大脑和身体各系统都得到放松与休息，可弥补夜晚睡眠的不足，有益缓解疲劳，减少心血管病发生，从而避免早衰。子、午两时睡眠的质量和效率都高，坚持"子时大睡，午时小憩"，老年人还可以降低心脑血管病的发病率，符合养生道理。

（三）睡眠禁忌

睡时不要思考日间或过去未来的杂事，甚至忧愁焦虑；

不可张口呼吸；不可掩面；不可对火炉；不可当风；睡前忌热水浴和冷水浴；忌晚餐太荤和太晚。

（四）助眠法

1. 自我调节

睡眠的关键在于自我心神的调节，心神安宁是入睡及提高睡眠质量的前提。

2. 饮食安神

睡前可少量服食一些有益睡眠的食物，如核桃、蜂蜜、百合、桂圆、牛奶、酸枣仁、香蕉、莲子、大枣、小麦、木耳、苹果等，还可配合药膳保健。常见可供辨证选择的助眠膳食有：①心脾血虚证。苡仁红枣粥（薏苡仁30g，红枣8枚，糙糯米60g，红糖60g）；小麦红枣粥（小麦50g，粳米50g，红枣5枚，桂圆肉15g，白糖适量）；龙眼莲子羹（龙眼肉20g，莲子20g，百合20g，冰糖20g）。②心虚胆怯证。人参桂圆醴（野山参5g，桂圆肉200g，高粱酒1000mL）。③阴虚火旺证。枣竹灯心粥（枣仁20g，玉竹20g，灯心草6g，糯米200g）。④心肾不交证。苦丁肉桂袋泡茶（苦丁茶5g，肉桂2g，夜交藤3g）。⑤痰热壅遏证。竹沥贝蔻饮（新鲜苦竹三尺长者十余根，白豆蔻3g，川贝母20g，冰糖20g）。⑥血虚肝郁证。阿胶佛手羹（阿胶5g，佛手片10g，柏子仁15g，鸡肝1具，冰糖20g）。⑦中焦不和证。山楂入寐饮（山楂100g，白糖50g）；神曲茶（神曲10g，红茶末5g）。此外，经常因工作性质很晚才吃饭的人，平时应多食用蔬菜、水果、豆制品、海带及紫菜等食物。

3. 音乐安神

睡前可选择自己喜爱的舒缓的轻音乐，以较低分贝收听，如海浪缓慢拍打沙滩声音、丛林中风鸣鸟叫声等，人随着音乐节律调整呼吸节律，使其逐渐减慢，降低机体代谢率，帮助入寐。

4. 香熏助眠

在专业人士的指导下，根据个人喜好，选择质量上乘的香料或精油。打开香水瓶的瓶盖，放在枕边，或用香熏灯在房中熏1~2滴精油，有催人入睡的功效。

三、劳逸适度，不妄作劳

"劳逸适度"即指工作和休闲娱乐应量力而行、交替进行、相互调节，从而保证二者均不超过人体的承受能力，使健康得以长久维持。劳和逸均包括形体与精神两方面，劳逸适度不仅能增强人的体质，使人精力充沛，而且能使人精神振奋，工作积极。

（一）劳逸失度的危害

1. 过劳

过劳即劳累太过，也称劳倦所伤，包括体劳、神劳和房劳三个方面。体劳是形体过于劳累，如积劳成疾，或病后体虚，勉强劳作致病，其可耗损脾、肺之气；神劳即劳神，主要指思虑不解，用脑过度；房劳主要指房事太过，或手淫成习，或妇女早孕多育等。

2. 过逸

过逸即过度安逸，包括体力和脑力两方面。《素问·宣明五气》更提出"久视伤血，久卧伤气，久坐伤肉，久立伤骨，久行伤筋"，其中之"久卧""久坐"是过逸的两种类型。"久卧伤气"，指睡卧过久可致阳气敷布失常，气滞为病；"久坐伤肉"，指蹲、坐过久，可致四肢血脉运行不畅，新血不能达于四肢，使肌肉不荣、瘀血内生而为病。

（二）劳逸适度的方法

1. 量力而行

体力劳动要轻重相宜，依据体力大小量力而行。

2. 脑体结合

脑力劳动要与身体活动相结合。比如，体力劳动者，休息时可参与弈棋、阅读、书画之类的娱乐休闲活动，使劳累的形体得到放松的同时，过逸的心神得以小劳；而脑力劳动者，休息时则不妨多活动形体。

3. 休息多样化

不仅采用睡眠形式的休息，也可选用听音乐、下棋、聊天、观景、散步、打拳、钓鱼、赋诗作画等休息方式。根据工作特点，在工作的同时，有意识地将一些养生保健行为融入其中。例如，整天坐在办公桌前工作的人，下肢常常一动不动，要注意多做踮脚尖、扣五趾等下肢活动，而如果颈部一直处于紧张状态，应注意在工作时变换体位。用眼人群，应注意穿插眼保健操、看绿色植物、极目远眺等；用嗓人群，应注意学习正确发音，工作时饮用润喉利咽药茶等。

四、起居环境的选择与维护

起居环境是指住所及其周围的自然环境，可分为居室周边环境和居室内环境。适宜的起居环境，可促进人的健康长寿。

（一）住宅环境

住宅环境是指围绕在居住场所周边的自然环境。如何选择一个科学合理、舒适清静的住宅环境，对保障身心健康、延年益寿非常重要。

1. 选空气清新之处

外部通风条件好很重要，它直接影响了住宅环境的空气质量。

2. 选地势较高之处

中医认为，居处潮湿是湿邪伤人的主要原因和途径。地势低洼的地方，特别是雨水、台风较多的地方，更易积水、淹水，土地相对潮湿，会影响居住者的健康甚或改变其体质。住宅也不是越高越好，高巅之上，风邪多至，空气往往较冷。所以，要选择高低恰当之处。

3. 宜选安静清幽之处

居住环境的安宁是健康长寿的重要因素，环境安静清幽，人们的精神会得到放松，有助于缓解紧张情绪，有利于心态平和。

4. 宜选背山临水、风景宜人之处

背山临水，风景宜人，视野开阔，最是宜居之所。相较而言，向东、向南或东南的山坡最佳，阳光充足。在现代都市里，虽然少有山水可依，但可选择相对更加自然的生态环境，比如附近有公园的居住地。

5. 房屋结构宜因地制宜

我国幅员辽阔，各地区的地理气候、生活习惯和物质条件不同，房屋结构的设计也应因地制宜，以更好地适应环境。

（二）远离环境污染

环境污染直接影响着人类的健康和生命安全，而且这种现象在当代表现得较为严重。因此，选择住宅环境时，除贴近自然因素外，对环境污染要加以了解和避忌。

1. 空气污染

空气污染也称为大气污染，首先伤害的是呼吸道，引起呼吸系统疾病，甚至全身中毒。其次是损害消化道。此外，污染物还可对皮肤、黏膜直接造成危害。

2. 噪声污染

当噪声超过一定的分贝，就会干扰人的睡眠，影响人的正常生活，降低工作效率。在吵闹的环境中工作易致烦躁、疲劳、记忆力减退、反应迟钝。噪声对听力的损害最为直接，强噪声使人感觉刺耳难受，或感耳部疼痛，使听力下降。若突然

暴露在140分贝以上的噪声中，会引起鼓膜破裂，造成耳聋。

3. 光污染

因其以各种方式对人们的生理和心理进行着无形的危害，光污染已经受到越来越多的重视。比如婴幼儿经常处于光照环境下，会引发睡眠和营养方面的问题；被一些人造光源长期照射会诱发电光性眼炎，而且影响正常生活，诱发神经衰弱，甚至精神疾病等；光污染还能破坏生态平衡，使多种鸟类繁殖提前，危害植物生长，产生温室效应等。

4. 电磁污染

电磁辐射可使人表现出精神恍惚、烦躁不安、兴奋失眠或惊恐等。因此不要居住在有高压、高电磁、高放射的地方。另外，许多建筑材料，如沙石、石灰，以及加工后的无釉地砖、彩釉地砖、花岗岩、瓷片、混凝土等，均有不同程度的放射性。

（三）优化住宅环境

1. 室外环境美化

植树、栽花、种草等可美化居住环境、改善城市空气质量、减轻污染，给人以清洁、舒畅、富有生气的感觉，有利于人体健康。

2. 阳台窗台美化

在阳台上可自制花坛养花，种上一年或多年生草本植物，如天竺葵、牡丹、月季、玫瑰、海棠、水竹、兰花、万年青等。栽种花草可根据个人的爱好加以选择，如喜欢青枝绿叶的，可栽仙人掌、紫罗兰、透叶莲等；喜欢色艳花香的，可种茶花、水仙、夜来香；希望四季花开的，应当搭配栽种兰花、牡丹花、茉莉花、月季花、菊花等。许多花草除了美化环境，还有一定的药用价值。如忍冬花能清热解毒，可用开水泡或略煎煮后饮其茶，能祛暑清热，防治风热感冒；兰花祛暑化湿，洗净后煮服，可用于夏季头晕胸闷、恶心厌食；菊花可清热明目平肝，用于感冒发热、头痛目赤及高血压头晕目眩等。

（四）理想的室内环境

1. 居室朝向佳

居室朝向以坐北朝南为佳，即功能性房间，如客厅、主卧等，其主要采光面在南侧。

2. 居室结构合理

（1）居室的组成：每户住宅应包括主室和辅室。主室为一个起居室和适当数目的卧室；辅室是主室以外的其他房间，包括厨房、卫生间、储藏室、过道和阳台等。

（2）居室容积：一个人如果拥有 $30m^3$ 的居室容积，其温热感觉及心脏活动是最良好的。

（3）居室高度：居室天花板与人头顶之间的距离以 1~1.5m 最佳。

（4）居室进深：居室进深与居室宽度之比最好是 3：2。

3. 居室微小环境适宜

夏季室内适宜温度为 21~32℃，相对湿度 30%~65%，气流速度 0.2~0.5m/s，最大气流速度小于 3m/s；冬季室内适宜温度为16～20℃，相对湿度30％～45％，气流速度0.1～0.5m/s。

4. 室内采光通风良好

室内采光包括自然采光与人工采光两种。自然采光优于人工采光，其对室内起到杀菌消毒作用，并能提高人体免疫力。一般认为，北方较冷的地区，冬季南向居室每天至少应有3小时日照，其他房间日照时间不能低于1小时；夏季则应尽量减少阳光直射，防止室温过高，或只接受清晨和傍晚较温和的阳光。当自然光线不足时，要利用人工光线照明。居室的自然通风可保证房间的空气清洁，排除室内的秽浊之气，加强散热，改善人的工作、休息环境。尤其是厨房与厕所更应保持良好通风，可加装排风换气设备。特别是在夏季炎热之时，应使室内形成穿堂风，这样可以减少空调使用，既健康又环保。

（五）不良的室内环境

1. 装修污染

装修污染危害最大的是甲醛、苯、挥发性有机物等。各种刨花板、高密度板、胶合板中均含有甲醛。长期居住在甲醛超标的房间，对神经系统、免疫系统、肝脏等都有毒害作用。如果在新装修的家中居住时，无明显诱因出现疲劳、恶心、咽干、皮肤干燥瘙痒等不适症状，多考虑甲醛超标所致。室内装修所用的油漆、涂料等含有苯系化合物。苯是致癌物质，吸入或经皮肤吸收一定量会引起中毒。慢性苯中毒主要使骨髓造血功能发生障碍，严重者引起白血病等。因此，装修时要尽量选用环保材料，新装修的房屋，必须彻底通风一段时间再入住。

2. 潮湿阴暗

长期居住在寒冷潮湿的房间里，易患感冒、冻疮、风湿病和心血管系统疾病；反之，居室环境高温多湿，易使人感到闷热难耐，疲倦无力，工作效率低下，严重者导致中暑甚至死亡；居室光线阴暗，视力调节紧张，易患近视；居室长期紫外线照射不足，易使儿童发育迟缓、患佝偻病。

此外，室内空气污染往往比室外空气污染严重。就一天时间而言，早晚更甚，尤其是冬天，因紧闭门窗，室内空气污染非常严重。室内空气污染易导致呼吸道疾病，严重时可致肺癌。

第七章

房事养生

第一节　基础理论

房事即性生活。房事养生，是根据人体生命活动的生理规律及心理特点，采取健康适度的性行为，或通过必要的保健方法，调节男女房事活动，和谐性生活，加速气血运行，调和脏腑，以使人心情欢乐愉悦，情志舒缓，气血调和，脏腑自安，强体益智，却病延寿的养生方法。同时，房事养生还有一定的防治皮肤病和美容养颜作用。

第二节　基本方法

房事养生的关键在于掌握性生活的要领，合理安排性生活。房事养生易于施行的有效方法如下。

一、顺从生理，房事有度

中医把性生活不节作为劳倦内伤的重要原因。但健康成年男女禁绝性生活，亦会导致各种疾病，甚至会影响寿命。因此，性行为作为人的一种本能，既不能禁，也不可纵，而应适欲，即顺从自然的生理欲望，适当安排性生活次数。

房事的合理频度，应该因人而异。衡量是否适欲，可遵循以下准则：第一，性欲是自然而然激起的，而且强烈到愿意性交的程度；第二，性生活的全过程是自然而然地进行和完成的，没有出现身体上和心理上的不舒适感觉；第三，性生活后，不影响睡眠及次日的精神状态。

二、房中有术，享受性爱

性生活是心身和谐统一的生命活动，要掌握一定的方法和技巧。

（一）房事前怡畅情志

性生活是一种心身高度协调的生理心理活动过程，既有肉体的密切接触，又有精神情感的相互交融。因此，男女双方只有重视并做好性生活前的准备，在彼此感情高度和谐统一的情况下交合，方能气血舒畅，情绪和谐，性欲满足才能享受到性生活带来的快乐，如此时受孕，胎儿的质量才会高。

（二）房事中把握技巧

1.选择合适的体位

体位适宜不仅可以保证性生活的质量，而且可以纠治一些性功能障碍的疾患。

2. 男女协调，共赴高潮

要做的双方专心体察，心身融合，和谐统一。

（三）房事后平息静养

和谐高质量的性生活，是在人体五脏六腑和筋、骨、肉，以及气、血、精、神等共同参与下完成的。房事刚过，气血未平，五脏未定，此时可采用吸气提肛、收腹缩阴、手护丹田、安神定志等方法以静养神气，安和五脏气血。切忌房事一结束就起床活动。

三、房事法则，七损八益

"七损八益"是在综合性心理保健、性生理保健、性行为规范、气功导引等多方面知识的基础上总结出来的房事养生方法，我们可以合理运用"七损八益"的方法来调摄性生活，以达到养生益寿的目的。

（一）八益

"八益"指八种有益于保精、惜精、护精、固精，身心健康的男女和合之道。具体是交合之前，双方练习气功导引术，使周身气血流畅，达到精气充沛；吞咽口中津液，垂直臀部端坐如骑马势，伸直脊骨，提肛导气，使气通至前阴，使阴液不断产生；交合前相互爱抚，以激发性兴奋；行房中，放松背部肌肉，提肛敛气，导气下行，使阴部充满精气；交合时不要急躁粗暴，抽送出入时宜轻柔舒缓，以激发女方的性兴奋，使阴部分泌物增多而滑润；行房中可在适当时候中断片刻，静卧或起坐，平息一下精神，以积蓄精气；行房即将结束时，不要再抽动阴茎，可放松脊背，深呼吸，安静休息，以待精力的恢复；性高潮出现时射出精液，在阴茎还没有完全痿软时就从阴道中抽出阴茎。

（二）七损

"七损"指在性生活中有损人体健康长寿的七种做法。具体是行房时动作粗暴、鲁莽而造成性器官疼痛，精道闭塞，乃至无精施泄；房事中汗出淋漓不止，精气走泄；房事不节，恣情纵欲，行房无度，耗绝精气；虽然有强烈的性欲冲动，行房时却因阳痿不举，或举而不坚，不能交合或勉强交合；行房时神烦意乱，心中不安，呼吸喘促；女方没有性欲的时候，男方强行交合；行房过于急速，既不愉悦情志，对身体又无益。

四、讲究卫生，注意保洁

性生活前后，双方都要注意清洗外阴及肛门部，日常生活中也要经常保持外阴部清洁卫生，这对男女双方的健康至关重要。否则会引起许多疾病。女性疾病有月经不调、慢性阴道炎、宫颈炎、子宫内膜炎、阴道黏膜溃疡等；男性疾病有前列腺炎、泌尿系统感染等。

五、适度房事，独宿颐养

适当节欲有利于优生优育。独宿又称独卧，易于控制情欲，不仅可提高性生活质量、增加性愉悦和快感，而且能有效地保持性功能，使人精力旺盛，避免因纵欲而精神不振，意志衰退，影响工作和学习。

六、适时婚育，守法合规

人类的性行为虽然是一种本能的生理心理活动，但必须受到社会道德观念和法律规范的制约，也就是说，只有夫妻之间的性行为才合乎法律及伦理道德规范。我国法律规定，结婚年龄，男不得早于22周岁，女不得早于20周岁；晚婚年龄为男子25岁，女子23岁。在这个年龄阶段，人的身体盛壮，心理已较为成熟，身心两方面都足以承担婚育给个人生活带来的改变，所以是最佳婚育年龄段。

第八章

雅趣养生

第一节　基础理论

雅，是高尚的、美好的、合乎规范的，不庸俗、不粗鄙之意。趣，即兴趣。雅趣养生，就是通过培养和发挥自身高雅的情趣及爱好，如琴棋书画、花木鸟鱼、旅游观光、艺术欣赏等来怡养身心，增强体质，达到养神健形，益寿延年的养生方法。但并非任何娱乐皆具有养生的作用，如通宵达旦地上网，废寝忘食地玩牌，乐而忘返的夜生活，这些虽然也是娱乐，但因为没有节度，反而不利于健康。

第二节　基本方法

一、音乐养生

（一）概述

音乐养生是指人们通过聆听音乐，在相应的音乐环境中，使自己的精神状态、脏腑功能、阴阳气血等内环境得到改善，从而调养身心、保持健康的养生方法。如活泼欢快的乐曲可使人精神振奋，情趣盎然；优美雅静的乐曲能让人畅志舒怀，情绪安定；悲哀低沉的音乐，能催人泪下。

音乐对促进心血管系统和消化系统功能，缓解肌肉紧张和神经紧张都有良好的功效。患病时选择适当的乐曲，借音乐产生的优美和谐音频，可使人体各种振频活动趋于协调，从而有益于患者恢复健康。

（二）要领

1. 五音调脏

（1）养心宜徵调式乐曲：生活工作压力大、睡眠减少及运动过少等不良因素长期作用，会伤害心气，引起心慌、胸闷、胸痛、烦躁。徵调式乐曲活泼轻松、欢快明朗、惬意宣泄，代表曲如《紫竹调》《百鸟朝凤》等，对调理心脏功能有较好效果。

（2）养肝宜角调式乐曲：长期被烦恼的事情困扰，会使肝气郁结，引起抑郁、易怒、乳房胀痛、口苦、痛经、眼部干涩、胆怯。角调式乐曲亲切爽朗、柔和甜美、生机盎然，代表曲如《胡笳十八拍》《蓝色多瑙河》等，有利于平调旺盛的肝气，起到疏理肝气的作用。

（3）养脾宜宫调式乐曲：饮食不节、思虑过度等常损害脾胃之气，引起腹胀、便溏、口唇溃疡、肥胖、面黄、月经量少色淡、疲乏、内脏下垂等。宫调式乐曲沉静稳健、辽阔厚重、悠扬绵绵，代表曲如《十面埋伏》《鸟投林》等，有助于调节脾胃功能。

（4）养肺宜商调式乐曲：环境污染，空气质量下降，各种病邪容易袭肺，引起咳嗽、痰多、鼻塞、气喘。商调式乐曲高亢昂越、激愤悲壮，铿锵雄伟，代表曲如《阳春白雪》《黄河大合唱》等，能起到调补肺气，促进肺宣发肃降的作用。

（5）养肾宜羽调式乐曲：精气较长时间耗损，会引起面色晦暗、形寒肢冷、小便清长，腰酸膝软、性欲低等。羽调式乐曲清纯温婉，潺潺流淌、阴柔滋润，代表曲如《梅花三弄》《汉宫秋月》等，可以促长肾中精气。

2. 以情胜情

昂扬活泼、欢快明朗的音乐能帮助人们消除愁思忧虑，如《蓝色多瑙河》《春之声》圆舞曲等角调式乐曲可以制约思虑，《溜冰》圆舞曲、《喜洋洋》等徵调式乐曲能够减缓忧愁；云淡风轻、凄美滋润的音乐能帮助人们舒缓烦躁愤怒，如《梁祝》《汉宫秋月》等羽调式乐曲能够缓和克制急躁情绪，《江南好》《威仪堂堂》进行曲等商调式乐曲可以制约愤怒情绪。

3. 顺情疏调

利用承载某一种情绪的音乐来帮助人体宣泄和调整同一种偏盛为害的情绪，如人在悲伤时，不妨听听《二泉映月》，乐曲委婉连绵而又升腾跌宕地倾诉着作者坎坷的人生故事和悲愤、哀痛、不屈的内心情绪，听者内心的悲凉也会在情绪共鸣和情境比较中得到宣泄与调节而渐趋平静。

（三）注意事项

1.营造良好的环境。最好选择静谧、优雅、空气清新的地方，泡上一杯茶，排除心理上的紧张烦乱情绪，使用高保真音响播放音乐。

2.选择适当的时间，如在起床、午休或就寝时，利用背景音乐闭目养神、静心体味。

3.不同体质、不同身体状态的人对音乐的感受不同，只要能让欣赏者感到身心舒畅，很快调整心情，就是适合的音乐。

4.空腹时忌听进行曲及节奏强烈的音乐，否则会加剧饥饿感；进餐时忌听打击乐，否则会分散对食物的注意力，影响食欲，有碍食物消化；生气时忌听摇滚乐，否则会助长怒气；睡眠时上面几种音乐也不宜，否则会使人情绪激动，难以入眠。

5.养生所涉及的"音乐"，不仅指人类创作的情感音乐，也包括自然界各种美妙的天然之音。主动参与音乐的演奏、表演、创作等，也会收到良好的养生效果。

二、弈棋养生

（一）概述

弈棋养生是指在对弈过程中，享受弈棋的乐趣，使人的精神情绪专一宁静，从而使脏腑功能、阴阳气血等内环境得到改善，达到洁心涤虑，消除烦恼，调养身心，保持健康的养生方法。同时弈棋可保持活跃的脑神经活动，预防老年性痴呆。

（二）要领

1.选择适宜自己的棋类。象棋、围棋等复杂棋类变化无穷，能给人新鲜感，较好地修养心性，故较适合养生对弈选择。但每个人的爱好、体质和时间等不同，更应结合自己的实际情况选择适宜的棋类。

2.选择良好的对弈环境。可选择在棋室或家中对弈，这样可以方便获取茶水、点心，增加对弈舒适度。若在户外对弈，夏天可在树荫之下；春秋季节宜选择风小之时，避风、避寒而弈；冬天应避免在户外对弈。棋具要齐备协调，弈者坐具要高低软硬适度，体位要舒适自然。

3.选择水平相当的棋友，能更好地提高自身的棋艺。

4.利用棋局间隙活动身体，如适当站立、伸腿，活动颈、肩、腰、臂，以保持良好的气血循环。

（三）注意事项

1.饭后不宜立即弈棋，否则会使大脑紧张，减少消化道的供血，导致消化不良和胃病。

2.不要得失心过重，过度激动易伤身，尤其对老年人十分有害，往往可诱发中风、心绞痛。

3.不要挑灯夜战，尤其是老年人生理功能减退，容易疲劳，且不易恢复，若夜间休息减少，身体抵抗力下降，容易发生疾病。更不要嗜棋与赌棋，这样既易伤害身体又易丧失品行，非常不利于身心健康。

4.不宜弈快棋（即每一步棋有时间限制）。快棋虽能锻炼人的思维敏捷性，但较耗费心神，尤其不适宜老年人和患有心脑血管疾病者。

三、书画养生

（一）概述

书指书写，画指绘画。书画养生是通过凝神静气，心神专注于书法绘画中，以调血气，通经脉，静心宁神，达到陶冶性情、活跃心智、愉悦心情的一种养生方法，是传统的养生方法之一。

（二）要领

1.头部端正，两肩平齐，胸张背直，两脚平放，这样才能使全身松紧有度，才能在书画时养成良好的习惯，也不至于太疲倦。

2.有规律地进行，最好制订一个时间表，坚持下来，才能达到书画技艺方面的提高和养生延年的收获。

3.要有平静的心态，既要求书画时要静息凝神，也要求全神贯注于笔端，令作品体现出自身的气势和神韵。书画时心要完全静下来，排除一切杂念，思想高度集中。

（三）注意事项

1.劳累之后或病后体虚，不必强打精神，勉力而为，本已气虚，再耗气伤身，会加重身体负担，不易恢复。

2.大怒、惊恐或心情不舒时，不宜立刻写字作画。此时气机不畅，心情难静，很难写出好字、绘出好画，会使情绪更糟，影响身体。

3.饭后不宜马上写字作画，饭后伏案，会使食物壅滞胃肠，不利于食物的消化吸收。

四、品读养生

（一）概述

品读养生是指以读鉴诵唱为主要方式，养心怡神，培养气质，调整情绪，延缓衰老的养生方法，包括品读诗文、吟诵歌赋、品鉴书画、学唱戏曲等。

（二）要领

1.建立品读养生的信心

人人都需要读书，要相信品读的养生效果，坚定信念。特别是老年人，离开工作岗位后，生活中突然缺失了工作环节，会有一段时间的不适应和茫然。用读书来填补这一空缺，对一些老年性的生理退化，如老年性痴呆等，都有较好的作用。

2. 品读有益身心的书画

选择有益身心的优秀文化成果，如名画的品鉴、名著的阅读等，从不同的艺术角度去品味，才能有益于养生。

3. 读出兴趣、读出营养

好的作品，需仔细品味，反复吟咏，熟读成诵，铭记于心，才能真正领会其精彩，汲取营养。书法的秀美飘逸、雄浑豪迈，需要细细欣赏；诗词的激扬豪壮、凄婉缠绵，需要慢慢品味；文章的潇洒激越，需要反复领会。

4. 养成读书品画的习惯

书画欣赏情趣需要自我培养，持之以恒，这样才能达到勤读书、善品鉴、会欣赏，进而登堂入室，进入养生的境界，收到养生的效果。

（三）注意事项

1. 处理好精读与泛读

唐诗宋词、书法画卷、散文哲学，古今中外各种优秀文化成果都应纳入养生品读的范围，才能广泛获取精神营养。但由于每个人的时间、精力有限，能力、爱好有别，因此，要根据自己的实际情况处理好博与专、精与泛的关系。

2. 养成良好的品读习惯

制订一个适合自身的品读时间表，持之以恒。如饭后先活动一会儿再开始品读，使气血流通；不宜长时间静坐不动，要注意调节肢体活动，如极目远眺，伸腰动腿，或者更换另一种养生方法；注意良好的体位，躺在床上、坐在马桶上均不宜长时间阅读，否则容易阻滞气血运行。

五、垂钓养生

（一）概述

垂钓养生是指通过以钓鱼为主的野外活动来宁神静心、悠闲清爽心境、移情易性、强身健体的养生方法。尤其对久病康复者或年老体弱者来说，是一种积极的修身养性、益智养神的好方法。

（二）要领

1. 备品适度

诱饵、渔具等垂钓所需之物，食物、饮料、雨具、衣物等补给防护之品，清凉油、碘酒、常用药等，要齐全而不过量。

2. 气候适宜

最好在气候宜人的时候垂钓。太热的天气使人出汗太多，不利于健康；太凉的天气鱼不愿咬钩，垂钓者也易受寒而发病。

3. 环境适宜

最好在周围环境优美宁静、水域宽阔、水质清洁、安全的地方投竿垂钓。

4. 钓位适宜

一般选在鱼的栖息地、觅食区或洄游通道处。不同季节、不同鱼类，其活动规律是不同的。"春钓滩、夏钓潭、秋钓荫、冬钓草"的谚语，就是人们对不同季节理想下竿位置的总结。

（三）注意事项

1. 得失心不要太重

不要为鱼而钓，要为钓而钓，以悠闲娱乐、愉悦身心为主，才是养生的要领。

2. 把握自身的健康状态

垂钓常需较长的时间，垂钓场所大多在江河湖塘甚至海岛，因此要正确估计自身的健康水平，选择自己喜欢的垂钓场所和感觉舒适的气候环境，以防意外发生。

3. 尽可能不单独垂钓

尽可能不单独垂钓，特别是中老年人，无论是身体的意外，还是气候环境的突变，都需要钓友相伴，相互关照。选择性情相宜的钓友，既可相互照应，又可获得一份感情的深化。

4. 加强安全防护

注意观察、小心操作，避免蜂蜇蛇咬、钓钩刺人等各种不良意外发生。穿着防晒服，佩戴遮阳帽，准备遮阳伞，这样既可防止太阳灼伤皮肤，又可防骤然雨至。垂钓者，尤其是以蚯蚓为鱼饵者，更要特别注意手的卫生，用手直接接触鱼饵可能污染自用食物与饮水，可能患上寄生虫病。

六、花鸟养生

（一）概述

花鸟养生是指通过培植花卉、养鸟养鱼等，以充实生活、美化环境、锻炼身体、养心怡性，达到调节情绪、陶冶情操、愉悦身心的养生方法。

（二）要领

1. 充分利用闲散空间与时间

可根据个人兴趣所在，或养鸟、养鱼，或种植花卉等，以增加生活情趣和活动身体的机会，丰富增进健康的途径。

2. 培养耐心

渐渐培养自己细心观赏花卉虫鱼，耐心侍弄猫狗宠物的兴趣，与它们建立感情，发现它们的灵性。

3. 持之以恒

不论植物还是动物，生命状态越好，人从中所得到的养生效果也越好。动物除需要喂养外，还需要主人的长期陪伴。因此，以花鸟养生，先要做好持之以恒的身心准备，若准备不足或条件不允许，则不如暂时不养，以免徒增伤感，反有损健康。

（三）注意事项

1. 科学合理选择花鸟宠物

不要选择不适宜家养的花草，不要选择家庭成员不喜欢甚至避讳的花草；如对猫狗鸟类等宠物的气味、羽毛过敏，则不宜在家庭中驯养宠物；如家中有幼儿则最好不要养大型宠物或鸟类，以防危害到幼儿。

2. 要有良好的卫生习惯

对花草要及时修剪残枝败叶，保持花草和周边卫生清洁；对宠物，一方面要训导好宠物的卫生习惯，另一方面需注意预防各类宠物病，及时清理打扫宠物的粪便羽毛，经常进行相关消毒。

3. 作负责任的主人

养宠物要从食物、卫生、检疫、预防接种、室外放遛等多方面满足需求，决不能三分钟热度，也不要让宠物扰人、吓人、伤人，不要影响公共环境卫生。

七、旅游养生

（一）概述

旅游养生是通过长距离旅游、远足郊游，欣赏自然美景、人文景观，既可放松心情、释放压力、锻炼身体、磨炼意志，又可开阔眼界、丰富知识、增长见识、启迪智慧、舒畅情怀，是一种有益于身心调养的养生方法。

（二）要领

1. 郊游为主，适当远游

异国他乡的远游固然很好，但不可能经常进行，最具养生价值和可行性的是短距离、短时间的郊外远足。选取较近的田园旷野，江河湖海，林谷幽泉，或一家游乐，或结友而行，以欢愉畅快情绪、呼吸新鲜空气、消除郁积为要。

2. 旅游地以户外为主

如果不是天气问题，旅游时尽量以户外活动为主，不要在人员密集的室内场所停留过长时间。

3. 尽量结伴出游

适宜的游伴有利于身心愉快感的形成，独自一人的旅游容易使人产生孤独感，不利于身心健康。

（三）注意事项

1. 注意安全

注意交通安全、饮食饮水安全、景区的安全提示，防范野外环境的各种不安全因素。遵守当地习俗，遵守景区的参观游览规定，文明旅游，安全旅游。

2. 劳逸适度

结合自身的健康情况，合理安排旅游日程，注意休息睡眠。过度活动反而容易影响健康，甚或导致组织器官的损伤。患有心脏病、高血压、神经精神类疾病者，尤应考虑活动的种类和强度，避免发生意外。

3. 不要争强好胜

攀爬游泳，登高涉险，必须量力而行，特别是年老体弱，或身体状态不好时，容易导致意外发生。

4. 注意季节因素

旅游外出，应择时而往，避免太阳直射，尤应避免长时间在阳光下暴露。春季应顺应自然之生机，踏青便是一项有益活动；夏季天气炎热，若去海滨或森林，则可避暑养气；秋高气爽的季节，是旅游的最佳时候，无论登山临水，还是游览古迹，均不失为最使人惬意的选择；冬季旅游，尤其是到寒冷地带，要特别注意防寒保暖。

八、品茗养生

（一）概述

品茗养生是指在品尝茶饮的过程中，享受茶茗的韵味、茶友交流的乐趣、饮茶趣谈的氛围，从而获得提神醒脑、趣谈养性、强身保健、养生益寿的效果。

（二）要领

1. 养成良好的饮茶习惯

一般认为，最佳饮茶时间在上午，因为上午往往工作强度较大，需要饮茶以提振精神、提高效率。饮茶应从淡茶开始，随自身饮茶口味的加重，逐渐增加用茶量，以精神得到提振、茶叶滋味已出为度。确定茶叶量后，宜将其固定为规律，每天投放等量茶叶。就饮茶种类而言，尽量固定品饮一种茶，如绿茶、红茶、乌龙茶等，具体品牌可以不限。在茶种之间转换时，例如欲将饮红茶的习惯转换成饮绿茶，则需重新建立饮茶规律。

2. 邀朋结友共品茗

与茶友的共同品赏中，养生价值不仅限于饮茶，更在品茶的乐趣，品茶中的交流，可达到调畅情志的良好养生效果。

3. 茶具不可或缺

品茗应配备相应的茶具，至少要有专用的茶杯，最好是陶瓷或玻璃杯，不锈钢和搪瓷杯并不是饮茶的好器具。

4. 茶叶选择至关重要

茶叶分绿茶、乌龙茶、红茶、白茶、黄茶、黑茶和再加工茶等。以红茶、绿茶为例，好茶叶主要表现为茶叶粗细色泽均匀、香气馥郁纯正，纯净不掺杂异物，干燥、含水量低。因选材、加工方法有异而使不同茶类呈现不同的口感特征，具有不同的养生保健作用。绿茶为不发酵茶，营养物质在各类茶叶中最高，其味苦性寒，适宜夏季饮用；红茶为全发酵茶，味甘性温，尤适宜体力劳动者、产妇、老弱体虚者，适宜冬季饮用；乌龙茶为半发酵茶，性味介于红、绿茶之间，男女老幼皆宜。

5. 用水要讲究

泡茶用水应符合居民生活饮用水标准，以软水、透明度好、无异味为宜。如泉水非常适宜；由于空气污染，雨水不适合泡茶；自来水需注意除氯，以免影响茶的味道；矿泉水含有较多矿物质会影响茶的口感，不适宜泡茶。

（三）注意事项

1. 浓淡适宜

茶的浓淡可根据自身的喜好、饮茶时间、饮茶需要而调整，关键是要养成饮茶的习惯，才能获得品茶的养生效果。

2. 掌握品茶时间

饱餐后、睡觉前不宜喝茶，更忌浓茶，茶对胃黏膜和大脑的刺激作用会影响食物的消化，也会影响睡眠。空腹一般不宜饮茶。

3. 隔夜茶最好不饮

茶叶浸泡时间太长，其中物质溶出太多，茶水浓度过大，饮之损人健康。特别是炎夏时节，茶水容易变质，故饮茶以新沏的为好。

4. 预防"茶醉"

所谓"茶醉"是指由于饮茶过多或过浓，导致中枢神经兴奋过度，使人出现心悸、四肢无力、头晕、恶心及强烈的饥饿感等不适症状。"茶醉"一般见于空腹饮茶或平时饮茶较少而突然饮入浓茶的人，对健康不利。"茶醉"的预防措施主要是循序渐进培养饮茶习惯，不大量饮浓茶，不空腹饮茶。另外，若平时习惯饮用中、高发酵度的乌龙茶、红茶，则品饮绿茶等低发酵或不发酵茶叶时，需注意控制饮用量及浓度。

九、其他

（一）集藏养生

1. 概述

集藏养生是指人们在搜集和收藏各种喜爱之品的活动过

程中，愉悦身心、陶冶情操、增长知识，进而使人体气机调畅、脏腑功能增强，实现强身怡情延年的养生方法。

2. 要领

（1）围绕兴趣进行，引导活动方向，驱动活动发展。

（2）根据自己的经济条件、精力状况、学识眼力量力而为，不要盲目崇主流、跟潮流、随大流。

（3）要有节有度，不可痴迷。

3. 注意事项

（1）注意法律问题：如不集藏出土文物、出水文物、赃物和有权属争议之物。

（2）讲究科学：用科学的眼光看待集藏之品的艺术价值、学术价值、历史价值、文化内涵、经济价值、健康价值等，不要偏听偏信、一意孤行。

（二）香熏养生

1. 概述

香熏养生是指人们通过用香、品香而舒缓情绪、舒畅精神、提神醒脑、辟秽祛邪的养生方法。

2. 要领

根据个人爱好、居处环境、身体状况而选择适宜香料和香熏方法。常用的香料如沉香、檀香、乳香、丁香、麝香、冰片、苏合香、茉莉花、牡丹花、菊花、桃花、熏衣草、白芷等；常用的香熏方法有香炉熏法、药纸熏法、室熏法、香佩法、香枕法、香瓶法、香筒法等。

3. 注意事项

（1）制作香瓶、香袋、香枕时，所用花草药物不宜太杂，应适时更换以保证有效果而无晦味。

（2）孕妇禁止使用麝香、冰片等走窜性较强材料制作的香熏用品。

（3）有花粉、某些芳香气味过敏史者慎用香熏法。发生过敏者应立即停止使用香熏法。

第九章

沐浴养生

第一节　基础理论

　　沐浴养生，是利用水、泥沙、日光、空气、中药汤液等有形或无形的物理介质，作用于体表，以达到强身健体、延年益寿的养生方法。根据方式的不同，沐浴可分别起到发汗解表、祛风除湿、行气活血、舒筋活络、宁心安神、调和阴阳等作用。现代医学认为，沐浴可促进机体体温调节，改善血液循环和神经系统的功能状态，加速各组织器官的新陈代谢，增强机体抵抗力。沐浴养生方法简便易行、适用范围广，深受人们的欢迎。

第二节　基本方法

一、水浴

　　水浴是指以水为介质，利用水温、浮力、压力、冲击力和所含的特殊化学成分等对人体产生作用的沐浴方法。水浴可以起到清洁皮肤、调节体温、消除疲劳等作用。

（一）分类

因水温的不同，水浴分为热水浴、冷水浴、蒸气浴、温泉浴等。

1. 热水浴

广义的热水浴包括温水浴、热水浴、冷热水交替浴三种。一般水温在36～38℃者称温水浴；水温在38℃以上者称热水浴；热水浴与冷水浴交替施行则称为冷热水交替浴。

2. 冷水浴

冷水浴通常指沐浴的水温低于25℃，让沐浴者在比较寒冷的水中施行擦浴、淋浴身体的沐浴方法。

3. 蒸气浴

蒸气浴指在一间具有特殊结构的房屋里将蒸气加热，人在弥漫的蒸气里熏蒸的沐浴健身方法。根据浴室空气温度和相对湿度的差异，通常可概括为干热蒸气浴和湿热蒸气浴两种。干热蒸气浴，浴室内气温较高，相对湿度较低；湿热蒸气浴，浴室气温为40～50℃，相对湿度较高。

4. 温泉浴

温泉浴指应用一定温度、压力和不同成分的矿泉水来沐浴健身的方法。由于沐浴用的矿泉水具有一定的温度，故而得名。

（二）作用

1. 清洁皮肤

水可冲洗掉皮肤表面的污物，保持毛孔和汗腺的通畅，增强皮肤的代谢能力，保持皮肤的清洁卫生，使皮肤光滑亮丽。

2. 温度刺激

不同温度的水浴对人体的养生作用不同。沐浴时水温在 34~36℃时有镇静止痒的作用；水温在 37~39℃时最能解除疲劳；水温在 40~45℃时有发汗镇痛的作用。冷水浴有助于预防动脉粥样硬化，改善神经衰弱、失眠、头痛等病证，并使消化系统功能增强，预防感冒等呼吸系统的多种疾病。

3. 机械作用

水的机械作用表现为一定的静水压力、浮力和冲击力。静水压力可改善血液和淋巴液回流，产生消肿的功效；浮力有助于人体关节部位相关疾病的治疗；冲击力可以对人体产生良好的按摩作用。

4. 化学效应

有些沐浴用水中含有特殊的化学成分，能对人体产生特殊的化学效应，比如温泉浴。温泉因其所含的化学物质不同，作用各异。

（三）注意事项

1.空腹、饱餐、醉酒后和过度疲劳时不宜进行沐浴。空腹沐浴时可能因体力的消耗引起晕厥，故一般以饭后1~2小时入浴比较适宜。饱餐沐浴容易导致脾胃损伤，使消化能力减弱，故饭后30分钟内不宜沐浴。另外，醉酒后和过度疲劳时进行沐浴，容易发生意外。

2.沐浴后应避风寒，注意保暖。温水浴、热水浴后腠理开，更当避风寒。

3.不同的水浴方法，还有各自的注意事项。

（1）温泉浴和热水浴的注意事项：水温依据个人的习惯和身体情况而定，不可太热，预防"晕澡"。晕澡多见于年老体弱者，是指热浴时出现头晕、心慌、胸闷、汗出、乏力、呼吸急促、心率加快、眼前发黑、恶心、呕吐等症状，严重时还会出现突然晕倒。预防"晕澡"的措施主要有尽量保证浴室内空气新鲜；严格控制水温，水温应控制在37~39℃，浸泡时间一般在15~20分钟，不宜过长；沐浴时如感头晕、胸闷等不适，应立即停止沐浴，移至空气新鲜处，注意保暖；老年人及有心、脑、肺部疾患者不宜单独洗浴，应有人陪同。沐浴时浸泡高度应循序渐进，仰卧时一般不要超过乳头水平，以免影响呼吸和心脏功能；急性传染病、严重的心脑肾疾患、活动性肺结核、出血性疾病、恶性肿瘤等患者，经、孕、产期的妇女，均忌沐浴。

（2）冷水浴的注意事项：冷水浴对人体刺激较强，必须根据个体的体质和健康状况等而定，患有严重的疾病、妇女经期、体弱不能耐受等均为禁忌证。其一，先局部再全身。从冷水进行面浴、足浴开始，待适应后再进行冷水擦身。冷水擦身应先从上半身开始，待适应后再行全身擦浴。其二，从擦、淋到浸身。适应冷水擦身后，方可进行冷水淋浴。适应冷水淋浴后，可进行冷水浸身。当身体浸泡在冷水中时，应不断用手按摩身体各部，以促进血液循环。其三，水温从温再到凉。冷水浴锻炼宜从温水开始，水温逐步下降至16~18℃，最后降至不低于4℃，循序渐进，使身体有逐渐适应的过程。冷水浴前准备活动要充分。先活动肢体各关节，用手搓擦皮肤使身体变暖不觉寒冷后，再行冷水浴。沐浴时间不宜过长。面浴、足浴以不超过2分钟为宜；擦浴不要用力过重，时间以1.5~3分钟为宜；冷水淋浴最初不超过30秒，以后逐渐延长，视环境温度而定，一般夏季不超过5分钟，冬季不超过2分钟；冷水浸身的时间掌握在3分钟左右。进行冷水浴时，若出现寒战，甚至头晕等不适症状时，应立即停止。进行冷水浴锻炼，应从温暖的季节开始。一般应先从夏季开始，中间不要间断，一直坚持到冬季。

（3）冷热水交替浴的注意事项：一般为先热水浴后冷水浴，亦可轮流交替进行若干次。其他注意事项同前。

二、药浴

药浴是指在中医理论指导下，将药物的煎汤或浸液按照一定的浓度加入浴水中，或直接用中药煎剂，浸浴全身或熏洗患病部位，以达到水浴作用与中药药物作用结合，从而防治疾病、养生延年的沐浴方法。

（一）药浴方法

药浴方法多种多样，常用的有浸浴、熏蒸两种。

1. 浸浴

浸浴是将药剂加入浴水中或用药液直接浸泡局部或全身的沐浴方法。浸浴的方法是先将药物浸泡30分钟左右，然后煎煮成药液倒入浴水内，调到适当的温度，进行全身或局部浸浴，或者直接用药液进行局部浸浴。

（1）全身浸浴：促进血液循环、调整全身气血阴阳、调节脏腑功能，对机体的整体作用较好。

（2）局部浸浴：使药物直接作用于局部组织，这样吸收迅速并且能够提高局部药物浓度，增进效果，具有很强的针对性。

1）头面浴：将药液倒入消毒后的盆中，待浴液温度适宜，进行洗头、洗面，其在面部皮肤的美容及护发、美发等方面具有显著的效果。

2）目浴：将药液滤清后，倒入消毒的容器内用消毒纱布或棉球蘸药液不断淋洗眼部；亦可用消毒眼杯盛药液半杯，先俯首，使眼杯与眼眶缘紧紧靠贴，然后仰首，并频频瞬目，进行目浴。每日2～3次，每次15～20分钟。一般将眼部熏蒸与目浴相结合，先熏后洗，其具有祛除眼袋、增强视力的养生保健作用，也可用于治疗风热上扰或肝火上炎所致的目赤肿痛、目睛干涩、目翳等病证。进行目浴时要注意药液温度不宜过高，以免烫伤；药液必须过滤，以免药渣进入眼内；器皿、纱布、棉球及手指必须进行彻底消毒。

3）四肢浴：四肢浴一般要用温水，在洗浴过程中可以不断加入热水，保持水温。洗完或泡好后要及时擦干，不要受凉。四肢浴具有舒筋活络、滋润洁肤、防止皮肤老化等作用。进行四肢浴可防治传染性疾病，如手足癣等，但需注意浴具的隔离使用。足浴可以增进血液循环，提高机体新陈代谢能力，起到防病、防衰的作用，睡前足浴还可提高睡眠质量。

4）坐浴：将药物煮汤置于容器中，当温度适宜时让患者将臀部坐于容器中进行浸浴的方法。一般用于治疗肛门或会阴部位的疾病，养生保健用之甚少。

2. 熏蒸

熏蒸是将药物煮沸后产生的蒸气作用于全身或局部，综合了水浴、药浴、熏浴、蒸气浴的特点，可起到祛风除湿、散寒止痛、活血化瘀、滋润肌肤、健脾和胃等作用。熏蒸除用于养生保健外，也多用于治疗部分内科疾病、风湿骨伤类疾病及纠正亚健康状态等。熏蒸时需预防烫伤。

（二）常用药浴方

1. 艾叶浴

艾叶浴可温经散寒，安胎，调畅舒缓情绪。可采用局部浸浴法，用于缓解中期妊娠皮肤瘙痒，安全有效。

2. 润肤增白浴

润肤增白浴以白茯苓、白芷、薏苡仁、当归组方，采用全身或局部浸浴，可健脾利湿、增白润肤、消斑香身、活血祛瘀。

3. 蜂房增欲浴

蜂房增欲浴以露蜂房、蛇床子、地肤子、五倍子、炮附子、牛膝、川芎组方，采用全身、局部浸浴或熏蒸，可促进性欲，以达到防治早泄、阳痿、阴冷、性欲低下等作用。

4. 五白浴方

五白浴方以白及、白芷、白鲜皮、白蒺藜、白矾组方，采用全身或局部浸浴，可滋润皮肤，防治皮肤瘙痒、干燥、皲裂等。

5. 乳香活络浴

乳香活络浴以乳香、没药、玄胡、川椒、刘寄奴组方，采用全身、局部浸浴或熏蒸，可改善全身的血液循环，防治颈椎病、腰腿痛，消除疲劳。

6. 舒络通经浴

舒络通经浴以松节、当归、钩藤、海风藤、牛膝、木瓜组方，采用全身、局部浸浴或熏蒸，可改善血液循环、消除疲劳、防治高血压。

7. 桂枝温经浴

桂枝温经浴以桂枝、赤芍、干姜、细辛、鸡血藤、红花、当归组方，采用全身、局部浸浴或熏蒸，适于长期阳气偏虚、肢体不温之人使用，同时对痛经者也有良效。

8. 通痹浴

通痹浴以独活、羌活、桂枝、桑枝、当归、红花、川芎、艾叶、生草乌组方，采用全身、局部浸浴或熏蒸，能防治关节痹痛、颈肩腰腿酸痛、中风后遗偏瘫等。

9. 安眠浴

安眠浴以远志、枇杷叶、龙骨、牡蛎、牛膝、夜交藤、合欢花组方，采用全身浸浴或熏蒸，能调节改善睡眠状态，舒缓情绪，消除疲劳。

10. 山楂归藻减肥浴

山楂归藻减肥浴以山楂、当归、海藻、麻黄、荷叶、车前草、荆芥、薄荷、明矾、白芷组方，采用全身浸浴，具有活血通络、润滑皮肤、消油祛脂、除臭轻身等作用。

11. 防风强身浴

防风强身浴以防风、甘遂、芫花、细辛、桑枝、生姜、荆芥组方，采用全身浸浴或熏蒸，可增强机体的抗病能力，预防感冒、过敏性鼻炎、哮喘、荨麻疹等疾患。

12. 玫瑰疏郁浴

玫瑰疏郁浴以玫瑰花、柴胡、香附、当归、薄荷、红花、夜交藤组方，采用全身浸浴或熏蒸，可缓和紧张情绪，对因情绪紧张而致之头痛、失眠多梦、痛经等有效。

13. 生姜生发浴

生姜生发浴采用局部浸浴，以生姜煎汤，待温洗头，能兴奋血管，促进头发生长。

14. 菊椒浴头方

菊椒浴头方以菊花、川椒、独活、防风、细辛、桂枝组方，煎汤，待温洗头，局部浸浴，可用于头皮的去屑止痒。

（三）注意事项

除包含水浴的注意事项外，还应注意：遇有过敏情况，须立即停用；注意温度调节，防止烫伤；药浴时要及时补充水分，防止汗出过多及体能消耗过大；注意药浴器具的消毒，防止交叉感染。

三、其他浴

其他常用沐浴养生方法有泥浴、沙浴、日光浴、空气浴、森林浴、海水浴、香花浴等。

（一）泥浴

泥浴又称泥浆浴，是指用海泥、矿泥、井底泥、湖泥、沼泽地里的腐泥或特制的含有一定矿物质、有机物、微量元素的泥类物质敷于身体或浸泡，以达到加速血液循环、改善组织细胞的营养、促进新陈代谢等养生祛病目的的健身方法。

泥浴一般多选择在夏季进行，脱衣后将泥浆涂于体表，躺在沙滩上，在阳光照射下进行，亦可以在泥浆中浸泡20～30分钟。泥浴除用于日常养生保健外，对多种皮肤病、慢性关节炎、慢性骨髓炎、腱鞘炎，外伤后的瘢痕、痉挛和粘连，胃肠术后粘连，以及慢性盆腔炎，各种关节痛、腰腿痛、外伤后遗症等有一定的辅助恢复作用。开放性损伤、各种皮肤感染、严重器质性病变者及经期妇女，均不宜进行泥浴。

（二）沙浴

沙浴指将全身或局部埋入沙中，具有热疗、按摩等作用。其可促进血液循环，增强新陈代谢，有明显的排汗作用；能促进渗出液的吸收和瘢痕的软化；可加快胃肠蠕动和骨组织的生长。

沙浴时应仰卧在热沙上，脱衣，将头面、颈部、胸部以外的身体埋入0.1～0.2m厚的沙层。佩戴墨镜，或用遮阳伞遮挡头部，并适当饮水。每次0.5～1.5小时，之后用温水将身体冲洗干净，并在阴凉处休息20～30分钟，一般10天为1个周期，也可用热沙将腰以下部位覆盖或将热沙装入袋中，放于患处进行局部沙浴。沙浴除用于日常养生保健外，对风湿性关节炎、慢性腰腿痛、肩周炎，各类神经痛、神经炎、脉管炎、软组织损伤等疾病有较好效果，同时对轻中度高血压、神经系统疾患、偏头痛、慢性消化道疾病、肥胖症、慢性肾炎等，也有较好的辅助治疗效果。有出血倾向、急性炎症、较严重器质性病变者，经期、孕期妇女，儿童，年老者，体质极度虚弱者，不宜进行沙浴。应选用清洁的干海沙、河沙或沙漠沙等，沙中不应混有小石块、贝壳等杂质，温度宜控制在40～50℃。

（三）日光浴

日光浴指利用太阳光照射全身或局部的方法，其具有杀菌、消炎、止痛、脱敏、加速伤口和溃疡面的愈合、促进血液循环和新陈代谢、增强机体免疫力等作用。古人在进行日光浴时往往同时进行呼吸吐纳练功，是健身防病的重要方法。

日光浴时，可采取卧位或坐位，使皮肤直接接受阳光照射，并不断变换体位，以均匀采光。可行局部或全身日光浴，但是头部不可暴晒、久晒，佩戴遮阳帽或用遮阳伞遮挡头部；眼睛不可让太阳光直射，可佩戴墨镜；时间不宜过久，每次15分钟左右。日光浴除用于日常养生保健外，还对内科的心脏病、中轻度高血压、糖尿病、肥胖、神经痛、神经官能症、痛风等；儿科的佝偻病；外科的局部关节肌肉痛、血肿、外伤性肌炎、外伤性骨髓炎等；皮肤科的湿疹、汗腺炎、慢性溃疡、足癣等；妇科的子宫内膜炎、子宫附件炎等方面的疾患有一定的辅助治疗和保健作用。

日光浴的时间，夏季以上午8～10时为宜，冬季以中午11～13时为宜，春、秋季以上午9～12时及下午14～16时为宜。日光浴的地点应选择在阳光充足、空气清洁的海滨、湖畔、林间、阳台等。空腹、饱食、疲劳时不宜进行日光浴。长时间日照对皮肤有害，甚至致癌，所以日光浴的时间不宜过长。患有严重心脏病、高血压、甲亢、浸润性肺结核者及有出血倾向者，不宜进行日光浴。

（四）空气浴

空气浴指在优美的自然环境中裸露躯体，使其直接接触新鲜清洁的空气，其具有促进新陈代谢、增强肺功能和机体免疫力的作用。

空气浴可进行专门锻炼，也可与运动、劳动相结合。理想的气候条件是气温在20℃左右，相对湿度在50％～70％，风速在1m/s左右。沐浴时间最好在早晨7～9点。空气浴的地点应选择在空气洁净新鲜的处所。一般从夏季开始，尽量少穿衣裤，并结合慢跑、打拳等健身运动，或配合施行呼吸吐纳气功活动。时间根据个体素质与环境而定，一般以1小时为宜。冷空气浴应选择在有太阳照射的晴天进行，这时空气较暖而且含紫外线，可以结合进行日光浴。如遇大风、大雾或天气骤变，不要勉强锻炼。患急性炎症及肾病者不宜进行空气浴。

（五）海水浴

海水浴指在天然海水中浸泡、冲洗或游泳的一种健身方法，其具有改善皮肤血液循环和代谢、提高心肺功能、加速运动功能障碍的恢复等作用。

海水浴的时间一般选择在每年7～9月，以上午9～11时，下午3～5时为宜；可在海水中浸泡、冲洗或游泳，每次20～60分钟，以自觉微微疲劳为度。浴后要用淡水冲洗身体。海水浴前要充分做好运动准备工作，患有严重高血压、动脉硬化、活动性肺结核、肝硬化、肾炎等疾患者及月经期妇女不宜海水浴。

第十章

导引养生

第一节　基础理论

一、导引养生概述

导引养生，是指在遵循生命自然规律的基础上，通过中国传统运动方式来疏通经络气血、改善脏腑功能、和畅精神情志、培育元真之气，从而达到调摄身心健康、提高生命质量、延年益寿的养生方法。它既锻炼外在的肌肉、骨骼以柔筋健骨，又调摄内在的意念和气机以和络宁神，是中华传统文化中独具特色的运动养生方式，其融导引、按跷、武术、医理于一体，具有凝神定志、守一抱元、动静结合、刚柔相济、内外兼修、形神共养等特点。

二、导引养生要领

导引养生特别重视调身、调息和调心，其认为人是三者相互关联、相互影响而构成的一个整体。

（一）调身

导引功法通过对形体的调整和锻炼，引动经络、疏通气血、改善脏腑功能，使意识与自己的生命活动结合在一起，是生命养护的基础。

（二）调息

呼吸对生命来说至关重要，养生功法的锻炼必然涉及对呼吸的调控。其主要有以下三种形式。

1. 以形引气

通过形体动作引动人体内气的流动，其所引动之气，一是牵动了经络之气，畅通经络气机，调整人体全身生命活动；二是引导了机体组织与周围之气的开合出入，交感通应，以及脏腑气机的升降浮沉。

2. 以意引气

运用意念主动地导引气机，使之发生变化，即"意到则气到"，以意行气，以气运身，气遍身躯不稍滞。

3. 以音引气

通过发音引动体内气机的变化。一方面，音声可通过声腔共振的作用影响人体气机，包括颅腔、鼻腔、口腔、咽腔、胸腔、腹腔等共振。另一方面，不同的发音，可引起人体气机升降开合的不同变化。传统功法"六字诀"即属此功法。

（三）调心

调心即调神，神是生命活动的主宰，人的精神意识思维活动在生命中起着极为重要的作用。因此，养生功法必然离不开对神的锻炼和调控。其主要方法有以下两种。

1. 意识导引法

意识导引法即积极主动地将意识与人体生命活动紧密结合，运用意识引导气的通行流畅及开合出入。

2. 专一意守法

专一意守法即将意识主动贯注在相应的事物上，从而引发人体生命活动的变化。意守的对象可分为体外对象与体内对象。体外对象诸如日月星辰、山河湖海、花草树木等；体内对象诸如关窍穴位（如丹田、百会、命门、气海等）、气脉循行线路等。

三、导引养生原则

（一）动静结合，运动适度

传统运动养生强调掌握运动量的大小。运动量太小达不到锻炼目的，起不到健身作用；运动量太大则超过了机体耐受的限度，反而会使身体因过劳而受损。一般以行功后和颜悦色、呼吸匀畅、心率平稳，自觉轻松自如，清晨起床没有疲劳感为度。一段时间的坚持之后，自感平时食欲增进，睡眠良好，情绪轻松，精力充沛，即使增大运动量也不感到疲劳，也是运动量适宜的重要表现。反之说明运动量过大，应酌减。

（二）三因制宜

个人可根据自己的身体状况、年龄阶段、体质与运动量的配合，选择适宜自身的运动方法和运动量。有慢性病者可选几种对自己疾病具有针对性的运动方式进行锻炼，由少逐渐增多，逐步增加运动量。太极拳、八段锦、五禽戏可重复锻炼，进行二遍、三遍来增加运动量，以取得有效的健身效果。

如在饭前锻炼，锻炼后至少要休息0.5小时才能用餐；饭后则至少要休息1.5小时以上才能锻炼。为了避免锻炼后过度兴奋而影响入睡，应该在临睡前2小时左右结束锻炼。从四季的锻炼时间选择来看，春夏秋三季可以早起锻炼，而冬季不要早起锻炼，可在太阳出来后再锻炼，也可改为下午16～17时锻炼，尤其是北方寒冷的地区，应格外注意冬天要避开清晨锻炼。

传统功法锻炼，只要环境清静，干扰较少即可，并不需要特定的场所，因此在公园、广场、空地、走廊均可，当然，到室外林木繁茂、空气新鲜的地方更为理想。

（三）循序渐进，持之以恒

传统运动养生功法的习练有一个渐进的过程，初学者以调身为主，要求动作柔顺、娴熟、准确，进一步则要求呼吸与动作的协调一致，再进一步则要求在意识指导下引导呼吸，呼吸催动形体活动。运动养生不仅是身体的锻炼，也是意志和毅力的锻炼。因此，习练导引养生功法之前，必须下定决心，坚定信念，每天安排固定的锻炼时间，持之以恒、坚持不懈，才能收到良好的养生健身效果。

第二节　基本方法

导引养生功法种类繁多，其流派纷呈、特色各异，现择其精要，简单介绍几种近年来在社会上流传较广、影响较大、健身效果较好的养生功法。

一、易筋经

易筋经的"易"有改变的意思，"筋"是肌筋，"经"指方法，即通过锻炼能改变筋骨，使之强健的练功方法。易筋经的特点是身心并练、内外兼修。外练筋骨皮，内练精气神，多数动作与呼吸配合，并采用静止性用力。初学者以自然呼吸为宜，到一定程度后，可逐渐呼吸与动作配合。

第一势：韦驮献杵

1. 预备势

头正如顶物，双目平视前方，沉肩垂肘，含胸拔背，收腹直腰，头顶之百会穴与裆下的长强穴要成一条直线。双臂自然下垂于体侧，膝关节微屈不超过足尖，并步直立。平心静气，精神内守，神态安宁，呼吸自然。

2. 两臂外展

左脚向左横跨一步，与肩等宽。两膝微挺，双臂徐徐外展至与肩平，掌心向下，肘、腕自然伸直。

3. 合掌胸前

转掌心向前，相对至身体正前方时慢慢合拢，两肩外展并屈肘，腕略背伸内收，指尖向上，腕、肘与肩平。

4. 旋臂指胸

两臂内旋，虎口及指尖对胸，与天突穴相平。

5. 拱手抱球

缓缓旋转前臂，至双手直立，两手臂向左右缓缓拉开，双手在胸前呈抱球状。沉肩垂肘，十指微曲，掌心内凹，指端相对，相距4~5寸，身体微向前倾，意守两手劳宫之间。定势3~30分钟。

6. 收势

先深吸气，然后徐徐呼出，两手同时缓慢落于体侧，收左脚，恢复到预备姿势。

第二势：横担降魔杵

1. 预备势

韦驮献杵势。

2. 两手下按

左脚向左横跨一步，与肩等宽，两手掌心向下，指尖向前，用力下按，肘挺直，两目平视。

3. 提掌前推

两手翻掌上提至胸，拇指桡侧着力，徐徐向前推出，高与肩平。

4. 双手横担

两手同时从胸前向体侧左右分开，掌心向上。两臂伸直呈一字状，肩、肘、腕平。

5. 翻掌提踵

两手同时翻掌，掌心向下。两膝挺直，足跟渐渐提起，足趾着地，身体前倾，两目瞪睛平视。定势3～30分钟。

6. 收势

先深吸气，然后徐徐呼出，并慢慢放下两手及两足跟，收左脚，恢复预备姿势。

第三势：掌托天门

1. 预备势

韦驮献杵势。

2. 平步静息

左脚向左横跨一步，与肩等宽，平心静气。

3. 提掌旋腕

两手掌心向上，指尖相对，缓缓上提至胸前，旋腕转掌心向下，四指并拢，相距1～2寸，不高于肩。

4. 翻掌提踵

两手上举过头，同时翻掌，掌心向上，两膝挺直，足跟提起，前脚掌着地。

5. 掌托天门

四指并拢，拇指外分，指端相距约1寸，两虎口相对指向天门穴，头略向后仰，目视掌背，咬牙致耳根有振动感。定势3～30分钟。

6. 收势

先深吸气，然后徐徐呼出，两掌变拳，拳背向前，上肢用力将两拳缓缓收至腰部，放下两手的同时，足跟缓缓着地，收左脚，并步直立。

第四势：摘星换斗势

1. 预备势

韦驮献杵势。

2. 握拳护腰

左脚向左横跨一步，与肩等宽。两手握拳，拇指握于掌心，两拳上提至腰侧，拳心向上，平心静气。

3. 弓步分手

左足向左前跨步呈弓步，同时左手变拳为掌，掌心向上，向左前方伸出，高与眉齐，目视左手。右臂屈肘，握空拳靠于命门穴。

4. 转体屈膝

重心后移，上体右转，右腿屈膝，左手向右平摆，眼随左手。

5. 虚步勾手

上体左转，左脚稍收回，右腿屈膝，身向下沉，两足相隔一拳，成左虚步。左手随体左摆，变勾手沿胸向上举起，离前额左侧约1拳，勾尖对眉中，上臂略高于肩，头微左斜，双目仰视左掌心；右手握空拳靠于命门穴。定势3~30分钟。

6. 收势

深吸一口气，然后徐徐呼出，同时左足收回，双手变掌下落于体侧，还原至预备姿势。（左右交换，要求相同。）

第五势：倒拽九牛尾势

1. 预备势

韦驮献杵势。

2. 平步马裆

左脚向左横跨一大步，距离比肩宽，足尖内扣，两手从两侧举至过头，拳心相对，同时屈膝下蹲成马裆势，两手下落插至两腿间，拳背相对。头端平，目前视，前胸微挺，后背如弓，沉腰屈膝，两脚踏实。

3. 左右分推

两拳上提至胸前，由拳化掌，旋转两掌，坐腕，使掌心各向左右徐徐用力推出，至肘直。松肩、挺肘、腕背伸，肩、肘、腕相平。

4. 倒拽九牛

成左弓右箭步。两上肢同时动作，握拳在胸前交叉，左上肢外旋，屈肘成半圆状，手握空拳用力，掌心对面，高不过眉，双目注拳，肘不过膝，膝不过足尖。右上肢内旋后伸，双手同时扭转用力。上身正直，塌腰收臀，鼻息调匀。

5. 前俯后仰

目视拳心，向前俯身至贴近大腿股四头肌，随后直腰后仰。

6. 收势

深吸一口气，徐徐呼出，同时把足回收，身体转正，双手变掌下落于体侧，同时还原至预备姿势。（左右交换，要求相同。）

第六势：出爪亮翅势

1. 预备势

韦驮献杵势。

2. 握拳护腰

并步直立，两手握拳，拇指握于拳心，拳心向上，上提于腰侧。

3. 推掌提踵

两手缓缓上提至胸，由拳变掌，掌心向下，拇指桡侧用力外展，余四指用力分开，向前推出，同时上提足跟，两腿挺直，至两臂伸直，与肩等宽、高，使力贯于指端，两目平视，头如顶物。

4. 坐腕亮翅

肘直，腕尽力背伸，十指外分，力贯掌指，目视指端，头如顶物，挺胸收腹。

5. 收拳推掌

随吸气双手用力握拳，拳心向下，收回至胸侧，同时缓慢落踵；随呼气，双拳变立掌，十指用力外分向体前推出，掌心朝前，掌根尽力外挺。如此反复7次。

6. 收势

深吸一口气，徐徐呼出，同时还原至预备势。

第七势：九鬼拔马刀势

1. 预备势

韦驮献杵势。

2. 交叉上举

左足向左分开，与肩同宽。两手腹前交叉，左手在前，右手在后，掌心向外，上举至头，由身体两侧下落至体侧。

3. 抱枕向背

左手由体侧向前上举至头上，屈肘，左手按住头后枕部，右手向后至左侧背部肩胛骨下方，掌心向内前按。

4. 与项争力

左手掌前按，肘向后展，项部用力后仰，身体随势充分向左拧转，目向左视，二力抗争。

5. 撤力转正

双手同时撤力，身体转正，两臂呈侧平举，掌心向下。

6. 收势

深吸一口气，徐徐呼出，两手同时下落于体侧，收左足，同时还原至预备势。（左右交换，要求相同。）

第八势：三盘落地势

1. 预备势

韦驮献杵势。

2. 左脚横跨

左足向左横开一步，两足之距较肩宽，足尖微内收。静息，平视。

3. 仰掌上托

两臂从体前仰掌上举如托物，徐徐上托与肩平，两手相距与肩等宽。

4. 翻掌旋臂

两掌心翻转向下，两手掌内旋，肘向外展，同时两腿屈膝下蹲成马步，两手掌虎口朝内下按，悬空于膝盖上部。

5. 三盘落地

两腿缓缓伸直，同时两掌心翻转向上，上托至与肩平，再屈膝下蹲，同时两掌心翻转向下按至膝关节外侧，按之如按水中浮球；两脚缓缓伸直，同时两掌心翻转向上，上托至与肩平，再屈膝深蹲，同时两掌心翻转向下按至小腿外侧中部。上身正直，松肩，两目平视，呼吸自然。

6. 收势

先深吸气，然后徐徐呼气，同时两腿缓缓伸直，两掌心翻转向上托至肩平，再翻转向下，徐徐落至两侧。收左足，恢复预备姿势。

第九势：青龙探爪势

1. 预备势

韦驮献杵势。

2. 握拳护腰

左足向左平跨一步与肩等宽。两手仰拳护于两侧章门穴处，拳心向上身立正直，头端平，目前视。

3. 举掌侧腰

右拳变掌上举过头，掌心向左，上臂靠近头，腰随势向左侧弯，充分伸展，面向前，右掌心向下。

4. 转体屈指

以腰带动手臂，向左转体到面部朝下，右手四指并拢，屈拇指按于掌心，掌心向下，右臂充分向左侧伸展，目视右掌，上身向左前方下俯。

5. 俯身探地

上体向左前下俯，右手随势下探至左足正前方，触地紧按，双膝挺直，足跟不得离地，抬头两目前视。定势，可练3~30分钟。

6. 屈膝围收

屈膝下蹲成马步，上体渐起转正，右臂随转体由左腿侧经两小腿前画弧到右腿外侧，掌心向上，双腿缓直，右手握拳收回腰侧。

7. 收势

深吸一口气，徐徐呼出，两手变掌落于体侧，收左足，恢复预备姿势。（左右交换，要求相同。）

第十势：卧虎扑食势

1. 预备势

韦驮献杵势。

2. 弓步探爪

左脚向前迈一大步，右腿蹬直，成左弓箭步。双手由腰侧向前做扑伸动作，手与肩同高，掌心向前，坐腕，手呈虎爪状。

3. 撑掌叠足

上体前倾，两手指掌撑地，置于左足两侧，指端向前，掌心悬空。左足收于右足跟上，双足跟背相叠。

4. 后收蓄劲

身体向后收回，双足踏紧，臀高背低，胸腹微收，两臂伸直，头夹于两臂间，蓄势待发。

5. 前探偃还

头、胸、腹、腿依次紧帖地面，向前呈弧形推送，至抬头挺胸，沉腰收臀位，双目前视。再依次由腿、腹、胸、头紧帖地面，向后呈弧形收回，成臀高背低位，交换左右足。如此成波浪形往返动作，势如卧虎扑食。配合呼吸，后收吸气，前探呼气。可反复练习3～30次。

6. 收势

于臀高背低位时，先深吸气，然后徐徐呼出，左足从右脚跟上落下，向前迈半步，右脚跟上半步，两足成并步，缓缓起身，两手同时下落于体侧，还原至预备势。（左右交换，要求相同。）

第十一势：打躬势

1. 预备势

韦驮献杵势。

2. 展臂下蹲

左足向左分开，与肩稍宽，足尖内扣，双手仰掌外展，上举至头上，掌心相对，同时屈膝下蹲成马步。头如顶物，目向前视。

3. 马步抱枕

十指交叉相握，屈肘徐徐下落，双掌抱于脑后枕骨，与项争力，目视前方，勿挺腹凸臀。

4. 直膝俯腰

慢慢向前俯腰，同时伸直下肢，双手用力使头压向胯下，膝挺直，足跟勿离地，双目后视。

5. 击鸣天鼓

双手慢慢分开，掌心分别掩住耳部，四指按于枕骨，食指从中指滑落弹击枕骨，耳内可闻及"咚咚"响声，共击24次。

6. 收势

先深吸气，然后慢慢呼出，随势伸直腰部，双手同时从枕部变掌心向下，落于体侧，收左足，恢复预备姿势。

第十二势：掉尾势

1. 预备势

韦驮献杵势。

2. 握指上托

并步直立，双手十指交叉握于小腹前，掌心向上提于胸前，旋腕翻掌心上托至两肘挺直，目向前平视。

3. 左右侧俯

向左侧转体90°，随势向左前方俯身，双掌推至左脚外侧，掌心贴地，双膝挺直，足跟勿离地，昂首抬头，目视左前方，由原路返回，身体转正，双手随势上托。再向右侧转体90°，随势向右前方俯身，双掌推至右脚外侧，掌心贴地，昂首抬头，目视右前方，再原路返回，身体转正，双手随势上托。

4. 后仰似弓

双手臂、头、脊背极力后仰，双膝微屈，足不离地，全身尽力绷紧，犹如拉紧弓弦。两目上视，呼吸自然，切勿屏气。

5. 前俯推掌

俯身向前，随势掌心向下，推掌至双足正前方，掌心紧贴地面，目视前方，下肢挺直，足跟不离地。

6. 收势

配合呼吸，深吸气时上身伸直，提掌至小腹前；深呼气时，上身前俯，推掌至地。如此往返 4 次。最后，随深吸气，起身直腰，随深呼气，双手分开，缓缓收回身体两侧，还原至预备势。

二、八段锦

八段锦是我国民间流传很广的一种医疗练功法。其特点是招式简单易练，动作舒展大方，以调五脏为主，同时具有强健四肢、增加肌力之功效。

第一段：两手托天理三焦

1.预备。直立，两脚与肩宽，舌抵上腭，两臂自然下垂于体侧，头正目平视，全身放松，意守丹田。

2.两臂徐徐自左右侧方上举至头顶，两手手指交叉，翻掌，掌心朝上托起，如托天状。

3.两臂按原来路线慢慢放下，复原。两脚跟放下着地。上托时深吸气，复原时深呼气，可重复6次。

第二段：左右开弓似射雕

1.预备，同前预备式。

2.左脚向左横开半步，两腿下蹲呈马步。两臂平屈肘于胸前，十指交叉。

3.左手握拳，食指与拇指上翘呈"八字"，并向左推出至手臂完全伸直，同时右手变拳，展臂屈时向右拉手，如拉马状。头左旋，目视左手。

4.复原。左右动作相同，方向相反，左右动作交替进行，拉弓时吸气，复原时呼气。重复3次。

第三段：调理脾胃需单举

1.预备，同前预备式。

2.左手自侧方上举，过头后翻掌，掌心向上，五指并紧，上推举至极度，与此同时，右手掌下按，上举下按同时用力。

第四段：五劳七伤向后瞧

1.预备，同前预备式。

2.双手掌在体侧用力下按，头慢慢左旋，眼随之向左后方看，头旋至最大限度。

3.复原，然后头慢慢向右转，眼看右后方。

4.复原。如此反复3次，配合呼吸，头向后转动时吸气，还原时呼气。

第五段：摇头摆尾去心火

1.预备，同前预备式。

2.马步式，左脚向左侧出一大步，屈膝下蹲呈马步，两手扶大腿部，虎口向内。

3.头和上体前俯深屈，随即尽量向左弧形摇转，同时臀部相应右摆，右腿适当伸展，以助摇摆。

4.复原。右侧与左侧动作相同，方向相反。反复3次。动作配合呼吸，头做侧向摇转时吸气，复原时呼气。

第六段：两手攀足固肾腰

1.预备，同前预备式。

2.上体后仰，两手撑在背后。

3.上体前屈，两手下垂触足尖。

4.复原。重复6次，配合呼吸，后仰时吸气，前屈时呼气。

注意：高血压及冠心病动脉硬化患者慎习练本式。

第七段：攒拳怒目增气力

1.预备，同前预备式。

2.马步式，两拳护腰，目平视前方。

3.左拳向前猛力冲击，收回复原。

4.右拳向前猛力冲击，收回复原。

5.反复3次，冲拳时呼气，收拳时吸气。一拳冲出另一拳同时收回。

第八段：背后七颠百病消

1.预备，同前预备式。

2.提踵点地，两臂外展30°，向右转掌，上提足跟，至脚尖点地。

3.上下抖动，脚跟不着地，身体上下抖动7次，再尽力提踵，头向上顶，随之脚跟轻轻着地，两手落于体侧。

4.结束动作，两臂经体侧上举于头顶上方，配合吸气，再经体前徐徐下按至腹前，配合呼气。重复多次后，立正还原。

三、五禽戏

五禽戏是东汉末年的名医华佗运用中医理论，以运动四肢关节、脊柱和按摩脏腑、经络为原则，并以养生、防病和治病为目的创编而成的一套传统导引养生术。

（一）虎戏

第一式：虎举

1.站立位，两脚分开，与肩同宽，全身放松。头微微低下，同时双手掌心向下撑，十指张开，变成虎爪状，目视左掌。

2.手指以小指为先其余四指依次弯曲握拳，攥紧拳头，然后手肘屈曲，双手拳心相对沿身体前缓缓上提。

3.待双拳移至平肩高时，手掌放松，打开十指，保持匀速上举至头上方，缓缓仰头，眼随手走；当手掌上升至极点后，手指再次弯曲变成虎爪，掌心向上，配合呼吸吐纳，上举时吸气；双掌上举时，要有伸经拔骨之感，身体保持垂直，犹如托起重物一般，目视双手。

4.以小指为先，其余四指依次弯曲握拳，攥紧拳头，拳心相对，然后屈肘缓缓用力下拉，目视双拳移动，至肩前高度，松拳为掌，配合呼吸吐纳方法，下落时呼气。

5.双肘外展，掌心向下，沿身体前缓缓下按至腹前并置于身体两侧，目视前方，全身放松。

本式动作左右连贯、交替重复数次后，双手自然下垂于体侧，目视前方。

第二式：虎扑

1.站立位，两脚分开，与肩同宽，全身放松；双手握空拳，微屈膝下蹲，随着向前顶膝、顶髋、顶腹，身体逐步向后呈弓形；空拳随身体运动而沿着身体两侧上提至肩的前上方。

2.缓缓弯腰前伸，上身与双腿呈90°，双拳从肩前上方向上、向前扑出，同时由握空拳时十指弯曲的状态转换为虎爪状，掌心向下，挺胸塌腰，头略抬，目视前方。

3.双腿微屈曲、下蹲，身体重心在两脚中间，同时收腹含胸，双手呈虎爪拉回下按至身体两侧，掌心向下，目视前方。

4.手形由虎爪变成空拳，身体随着向前顶膝、顶髋、顶腹，逐步向后呈弓形，空拳随身体运动而沿着身体两侧上提至肩的前上方，掌心向下，目视前方。

5.右腿站立，左腿屈膝提起，脚面内扣放松，同时双手由空拳变成虎爪并上举伸展，左脚向前迈出一步落下，脚跟着地，右腿微屈膝下蹲，成左虚步，同时上体前倾，双虎爪迅速向前、向下按至膝前两侧，两臂撑圆，掌心向下，双目圆瞪，目视前方，如虎扑食状。

6.以上动作稍停顿，然后上半身抬起，左脚收回，双脚开步同肩宽站立，双手随之收回，自然垂于身体两侧，目视前方。

本式动作左右连贯、交替重复数次后，双手自然下垂于体侧，目视前方。

（二）鹿戏

第一式：鹿抵

1.站立位，两脚分开，与肩同宽，全身放松；双腿微屈曲，身体重心落至右腿，呈左丁步站立；双手握空拳，手臂向右侧摆起，右臂微屈，左臂屈曲，左拳对右前臂，至约与肩平，拳心向下，眼随手动，目视右拳。

2.左脚向左前方迈一步，脚跟着地，重心向前移，左脚逐渐踩实，左腿屈膝，左脚尖外撇、蹬实，右腿随之蹬直，呈左弓步；身体向左尽量扭转，同时双空心拳转变成"鹿角（中指、无名指屈向掌心，其余三指伸开）"，向左上画弧，掌心向外，伸出的指尖朝后，左臂屈肘，前臂外展平伸，肘部抵靠左侧腰部；右臂上撑举至头前，头向后转，目视右脚跟。

3.以上动作稍停顿，身体向右转，同时双手向上，再向右下画弧，落下时双"鹿角"转为握空拳下落于体前，左脚收回，开步站立，目视前方。

本式动作左右连贯、交替重复数次后，双手自然下垂于体侧，目视前方。

第二式：鹿奔

1.站立位，两脚分开，与肩同宽，全身放松；左脚向左前方迈出一步，重心随屈膝前移，右腿随之蹬直，转换成左弓步；同时双手握空拳，随着向前迈步而上提，并随重心前移而向前推出约与肩平，与肩同宽，拳心向下，稍作停顿后突然屈腕如鹿蹄奔腾，目视前方。

2.身体重心向后移，左膝伸直，全脚着地，同时右腿屈膝、低头、收腹、弓背，双臂随之内旋，两掌背相对、前伸，同时拳转为"鹿角"。

3.身体重心前移，上身挺起，右腿伸直，左腿屈曲，成左弓步，松肩沉肘，双臂外旋，"鹿角"转为空拳，拳心向下，目视前方。

4.左脚内扣收回，双脚成开立步，双拳变掌，落于体侧，目视前方。

本式动作左右连贯、交替重复数次后，双手自然下垂于体侧，目视前方。

（三）熊戏

第一式：熊运

1.站立位，两脚分开，与肩同宽，全身放松；双手握空拳为熊掌，拳眼相对，屈肘下垂，贴于下腹前约关元穴部位，目视双拳。

2.含胸松腰，以腰、腹部为轴，上半身向左侧倾斜，按逆时针方向摇晃，双拳随着上身摇晃经左下腹、左肋部、上腹部、右肋部、右下腹部画圈，双眼随着身体的摇晃而环视。

本式动作左右连贯、交替重复数次后，双手自然下垂于体侧，目视前方。

第二式：熊晃

1.站立位，两脚分开，与肩同宽，全身放松；双手握空拳为熊掌，身体重心右移至右脚，左髋随之上提，带动左脚离地，同时左腿屈膝抬起，目视前方。

2.身体重心向左前移，左脚向左前方迈步，身体放松向下落步，全脚掌同时踏实，脚尖朝前，右腿随之蹬直呈弓步；身体向右转，重心前移，肘关节屈曲撑圆，左臂内旋、前靠，左拳摆至左膝前上方，拳心朝左，右拳摆至身体后，拳心朝后，头稍稍抬起，目视左前方。

3.身体向左转，重心后移后坐，右腿屈膝，左腿稍伸直，拧腰晃肩，带动双臂前后弧形摆动，右拳摆至身体前上方，拳心向下，左拳摆至身体后，拳心朝后，目视左前方。

4.身体再右转，重心前移，左腿屈膝，右腿伸直，肘关节屈曲撑圆，左臂内旋、靠前，左拳摆至左膝前上方，拳心朝左，右拳摆至身体后，拳心朝后，目视左前方。

本式动作左右连贯、交替重复数次后，双手自然下垂于体侧，目视前方。

（四）猿戏

第一式：猿提

1 站立位，两脚分开，与肩同宽，全身放松；双手从身体两侧移至体前，五指分开外拨，然后迅速曲腕、捏拢为猿钩。

2 两前臂随屈肘带动两"猿钩"在体前上提至胸，同时双肩耸起，收腹、提肛、缩脖，同时两脚脚跟提起，成提踵态；然后头向左缓慢转动，目视身体左侧；配合呼吸，上提时吸气，转头时自然呼吸；练习过程中耸肩、收腹、提肛、缩脖、提踵等动作，一气呵成，舒适到位。

3 头由左侧转正，脖子自然上伸，双肩放松下沉，送腹落肛，脚跟缓慢着地，两猿钩化掌下按，掌心向下，收于体侧，同时目视前方；配合呼吸，转头时自然呼吸，下按时呼气。

本式动作左右连贯、交替重复数次后，双手自然下垂于体侧，目视前方。

第二式：猿摘

1.站立位，两脚分开，与肩同宽，全身放松；左脚向左后方退一步转为右弓步，右掌向右前方摆起，掌心向下，左掌变猿钩收放至左腰侧面，目视右掌。

2.身体重心后移，重心落于左脚并踏实，屈曲下蹲，右脚收回到左脚内侧，前脚掌着地，化为右丁步；同时右掌向下由腹前向左上方画弧至头部左侧，掌心向内，眼随手走，头先随右掌移动转向左侧，再快速转头注视右前上方，犹如灵猴发现了右边树梢上的仙桃。

3.右前臂内旋带动右掌，掌心向下，沿着身体左侧下按至左髋部，目视右掌；右脚向右前方迈出一大步，身体重心向前移，右腿绷直向上，左腿随之蹬直，抬起左脚，脚尖点地；同时随身体向右侧转动，右掌自右下方画弧展开，左手猿钩变掌向前上方画弧伸举、展开，并迅速屈腕、捏钩成采摘状，灵动自然；右掌则由右下方迅速屈腕、捏钩，掌心向下，稍低于左侧猿钩，头略微向上抬，目视左手。

4.左手猿钩变掌，将拇指屈曲于掌心后微握拳，右手变掌，随身体重心下落、后移而自然收回；重心后移收回时，左腿屈曲下蹲，右脚收回至左脚内侧，前脚掌着地，化为右丁步，同时左臂屈肘随身体左转收回至头侧方，由拳变掌，掌心向上，掌指自然分开指向后方；右掌掌心朝前，随身体左转而向左前画弧收至左肘部，掌心向上托起，目视左掌，犹如托起桃子一般。

本式动作左右连贯、交替重复数次后，左脚向体侧横开一步，与肩同宽，双腿直立，同时双手自然收回下落于体侧，目视前方。

（五）鸟戏

第一式：鸟伸

1.站立位，两脚分开，与肩同宽，全身放松；双腿微微下蹲，重心下落，双掌置于腹前并相叠，指尖向前，相叠后左右手的位置随个人习惯而定。

2.交叠的双掌向上举至头部前方，手臂自然伸直，掌心向下，手指朝前，双掌上举时吸气，同时身体随之缓缓站立微向前倾，提肩、塌腰、挺腹，目视前方。

3.双腿弯曲下蹲，重心下落，同时交叠的双掌缓慢下按至腹前，双掌下按时呼气，目视双掌。

4.身体重心右移，右腿向上蹬直，左腿向后上方伸直并抬起，同时交叠的双掌左右分开，掌变为"鸟翅"，并向身体两侧后方自然地摆起、展开，掌心向上，伸颈、抬头、塌腰、挺胸，目视前方。

5.左脚自然回落，与肩同宽，双腿微微下蹲，重心下落，双"鸟翅"变掌，置于腹前并相叠，指尖向前，目视双掌，相叠后左右手的位置随个人习惯而定。

本式动作左右连贯、交替重复数次后，双手自然下垂落于体侧，目视前方。

第二式：鸟飞

1.站立位，两脚分开，与肩同宽，全身放松；身体重心微微下落，双膝屈曲，双掌变成"鸟翅"状收于腹前，掌心相对，目视双掌。

2.右腿蹬直并独立站立，左腿屈膝抬起，小腿自然下垂，左脚尖稍绷直内扣，与此同时双臂成展翅状，由腹前沿体侧向上举起，掌心向下，约与肩同高，肩部放松，上举动作舒缓，与呼吸配合，上举时吸气，目视前方。

3.左脚下落，脚尖点地，合于右脚旁，同时双膝屈曲，双掌回落合于腹前，掌心相对，与呼吸配合，下落时呼气，目视双掌。

4.右腿蹬直并独立站立，左腿屈膝抬起，小腿自然下垂，左脚尖稍绷直内扣，与此同时双臂成展翅状，由腹前沿体侧向上举至头顶上方，掌背相对，指尖向上，与呼吸配合，上举时吸气，目视前方。

5.左脚下落于右脚旁，全脚着地并且双腿微屈曲，双掌变为"鸟翅"状回落于腹前，掌心相对，与呼吸配合，下落时呼气，目视双掌。

本式动作左右连贯、交替重复数次后，成站立位，两脚分开，与肩同宽，全身放松，双手自然下垂于体侧，目视前方。

四、太极拳

太极拳是国家级非物质文化遗产，是以中国传统儒、道哲学中的太极、阴阳辩证理念为核心思想，集颐养性情、强身健体、技击对抗等多种功能为一体，结合易学的阴阳五行之变化，中医经络学，古代的导引术和吐纳术形成的一种内外兼修、柔和、缓慢、轻灵、刚柔相济的中国传统拳术。

第一式：起势

1.身体自然直立，左脚向左平开半步，与肩同宽，脚尖向前；两臂自然下垂，两手放在大腿外侧，眼平看前方。

2.两臂慢慢向前平举，与肩同宽、同高，掌心向下。

3.上体保持正直，两腿屈膝下蹲；同时两掌轻轻下按到腹前，眼平看前方。

第二式：左右野马分鬃

1.转腰抱手收脚，两手上下合抱，好像抱球的样子。

2.上体微向左转，左脚向左前方迈出，右脚跟后蹬，右腿自然伸直，成左弓步；同时上体继续向左转，左右手随转体慢慢分别向左上、右下分开，左手高与眼平（掌心斜向上），肘微屈；右手落在右胯旁，肘微屈，掌心向下，指尖向前；眼看左手。

3.上体慢慢后坐，身体重心移至右腿，左脚尖翘起，微向外撇（大约60°），随后脚掌慢慢踏实，左腿慢慢前弓，身体左转，身体重心再移至左腿；同时左手翻转向下，左臂收在胸前平屈，右手向左上画弧至左手下，两掌心相对成抱球状；右脚随即收到左脚内侧，脚尖点地；眼看左手。

4.右腿向右前方迈出，左腿自然伸直，成右弓步；同时上体右转，左右手随转体分别慢慢向左下、右上分开，右手高与眼平（掌心斜向上），肘微屈；左手落在左胯旁，肘也微屈，掌心向下，指尖向前；眼看右手。

第三式：白鹤亮翅

1.上体微向左转，左手翻掌向下，左臂平屈胸前，右手向左上画弧，掌心转向上，与左手成抱球状；眼看左手。

2.右脚跟进半步，上体后坐，身体重心移至右腿，上体先向右转，面向右前方，眼看右手；然后左脚稍向前移，脚尖点地，成左虚步，同时上体再微向左转，面向前方，两手随转体慢慢向右上、左下分开，右手上提停于右额前，掌心向左后方，左手落于左胯前，掌心向下，指尖向前；眼平看前方。

第四式：左右搂膝拗步

1.右手前摆，两手交叉抡摆，腰向右转，前脚收回，手摆向侧后方；上步，屈臂，收手到肩上；弓步搂手推掌。

2.转腰撇脚，摆手收脚，眼睛看后手，与头同高；上步，屈臂，收手到肩上耳旁；弓步搂手推掌，指尖与眼睛同高，推到中轴线上，另一只手按于大腿外侧。

第五式：手挥琵琶

1.右脚跟进半步，上体后坐，身体重心转至右腿上，上体半面向右转，左脚略提起稍向前移，变成左虚步，脚跟着地，脚尖翘起，膝部微屈。

2.左手由左下向上挑举，高与鼻尖平，掌心向右，臂微屈；右手收回放在左肘里侧，掌心向左。

3.眼看左手食指。

第六式：左右倒卷肱

1.上体右转，右手翻掌（掌心向上）经腹前由下向后上方画弧平举，臂微屈，左手随即翻掌向上；眼的视线随着向右转体先向右看，再转向前方看左手。

2.右臂屈肘折向前，右手由耳侧向前推出，掌心向前，左臂屈肘后撤，掌心向上，撤至左肋外侧；同时左腿轻轻提起向后（偏左）退一步，脚掌先着地，然后全脚慢慢踏实，身体重心移到左腿上，成右虚步，右脚随转体以脚掌为轴扭正；眼看右手。

3.上体微向左转，同时左手随转体向后上方画弧平举，掌心向上，右手随即翻掌，掌心向上；眼随转体先向左看，再转向前方看右手。

4.与2同，只是左右相反。

5.与3同，只是左右相反。

6.与2同。

7.与3同。

8.与2同，只是左右相反。

9.上体微向右转，同时右手随转体向后上方画弧平举，掌心向上，左手放松，掌心向下；眼看左手。

第七式：左揽雀尾

1.身体继续向右转，左手自然下落逐渐翻掌经腹前画弧至左肋前，掌心向上；左臂屈肘，掌心转向下，收至右胸前，两手相对成抱球状；同时身体重心落在右腿上，左脚收到右脚内侧，脚尖点地；眼看右手。

2.上体微向左转，左脚向左前方迈出，上体继续向左转，右腿自然蹬直，左腿屈膝，成左弓步；同时左臂向左前方掤出（即左臂平屈成弓形，用前臂外侧和手背向前方推出），高与肩平，掌心向后；右手向右下落于右胯旁，掌心向下，指尖向前；眼看左前臂。

3.身体微向左转，左手随即前伸翻掌向下，右手翻掌向上，经腹前向上，向前伸至左前臂下方；然后两手下将，即上体向右转，两手经腹前向右后上方画弧，直至右手掌心向上，高与肩齐，左臂平屈于胸前，掌心向后；同时身体重心移至右腿；眼看右手。

4.上体微向左转，右臂屈肘折回，右手附于左手腕内侧（相距约5cm），上体继续向左转，双手同时向前慢慢挤出，左掌心向右，右掌心向前，左前臂保持半圆；同时身体重心逐渐前移变成弓步；眼看左手腕部。

5.左手翻掌，掌心向下，右手经左腕上方向前、向右伸出，高与左手齐，掌心向下，两手左右分开，宽与肩同；然后右腿屈膝，上体慢慢后坐，身体重心移至右腿上，左脚尖翘起；同时两手屈肘回收至腹前，掌心均向前下方；眼向前平看。

6.上式不停，身体重心慢慢前移，同时两手向前、向上按出，掌心向前；左腿前弓成左弓步；眼平看前方。

第八式：右揽雀尾

1.转身扣脚分手。

2.坐腿抱球收脚。

3.转身上步。

4.弓步棚手。

5.转腰摆臂，两手送到前方，翻转相对。

6.坐腿转腰，向下、向后持。

7.转腰，两手合在胸前，正向前方。

8.弓步前挤。

9.分手坐腿后引手。

10.弓步向前推按。

第九式：单鞭

1.坐腿转身，扣脚，向左云（云手）。

2.坐腿转腰，向右云（云手）。

3.翻掌勾收脚，勾尖向下，左手掌心向内。

4.转身上步。

5.弓腿，翻掌，推掌。

第十式：云手

1.坐腿转腰，左手下落向右云摆画弧，勾手松开。

2.转腰向左移动重心，两手交叉向左化弧摆动，至左侧翻掌，收脚，并步。

3.向右转，两手交叉向右摆动，至右侧翻掌出脚。

4.转腰向左云（云手），至左侧翻掌，收脚，并步。

5.转腰向右云（云手），翻掌，出脚，开步。

6.转腰向左云（云手），翻掌，收脚，并步。

第十一式：单鞭

1.转腰向右云（云手）。

2.翻掌勾手，提起左脚跟。

3.转身出脚上步。

4.弓步翻掌前推。

第十二式：高探马

1.跟步翻掌，两掌心向上。

2.坐腿，屈臂，收手。

3.虚步推掌，左手收到腹前。

第十三式：右蹬脚

1.穿掌活步，脚尖、脚跟向左侧移动。

2.落脚弓腿分手。

3.抱手收脚。

4.蹬脚，分手，向斜前方30°。

第十四式：双峰贯耳

1.收脚，并手，两手翻转向上。

2.落脚收手，握拳。

3.弓步贯拳，弓步和贯拳的方向与蹬脚的方向相同，至右前方大约30°。

第十五式：转身左蹬脚

1.坐腿，转身，分手，扣脚，眼看左手。

2.抱手，收脚，重心后坐。

3.分手蹬脚，左蹬脚的方向与右蹬脚的方向对称，也是斜前方30°。

第十六式：左下势独立

1.收脚，摆手，提勾。

2.去脚，落手。

3.仆步，穿掌。

4.弓腿，挑手。

5.独立，挑掌，膝关节和肘关节上下相对，小腿自然下垂，脚尖、脚面展平。

第十七式：右下势独立

1.落脚，转身，摆手，提勾。

2.右腿向右侧伸出，右手微微下沉。

3.仆步右穿掌，掌指向右侧，虎口向上，掌心向前。

4.弓腿，挑掌起身，前脚尖外撇，后脚尖内扣，重心前移，后手勾尖转向上。

5.独立挑掌，左手、左腿一起向前上方提起，手呈侧立掌，脚尖斜向下。

第十八式：左右穿梭

1.向前落脚，脚跟着地，脚尖外撇。

2.抱手收脚。

3.向右前方上步，脚跟落地，俩手分开。

4.弓步架推掌，向右前方30°，右手举架在头前上方。

5.撇脚落手转腰。

6.抱手收脚。

7.上步挫手。

8.弓步架推，向左前方30°，弓步与推掌的方向一致。

第十九式：海底针

1.跟半步落在中线上。

2.坐腿，转腰，提掌，侧掌提到肩上耳旁，左手落至腹前。

3.左脚前移半步成虚步，右掌向前下插掌，上体向前倾。

第二十式：闪通臂

1.上体立直，提手收脚。

2.上步翻掌。

3.弓步推掌。

第二十一式：转身搬拦捶

1.转身扣脚，摆手。

2.坐腿握拳，右拳停在腹前，拳心向下。

3.摆脚搬拳，搬到身前，拳心向上，左掌按在体侧。

4.转身收脚，摆手收拳。

5.上步拦掌，拳收到腰间。

6.弓步打拳，拳心向左，拳眼向上。

第二十二式：如封似闭

1.穿手翻掌，翻转向上。

2.坐腿收引。

3.弓步前按。

第二十三式：十字手

1.转身扣脚。

2.弓腿分手。

3.交叉搭手。

4.收脚合抱。

第二十四式：收势

1.翻掌分手。

2.垂臂落手。

3.并步还原。

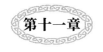

第十一章

针灸推拿养生

第一节 基础理论

针灸推拿养生，是以中医经络学说为基础，以刺激腧穴、调整经络气血为基本手段，从而激发营卫气血的运行，和阴阳、养脏腑，达到增强体质、防病治病、益寿延年目的的养生方法。历代养生家的养生实践证明，针刺、艾灸、推拿、刮痧等针灸推拿养生方法各有所长，各有所宜，综合应用效果更佳。

第二节 基本方法

一、针刺养生

针刺养生，是运用针具对特定穴位，施以提、插、捻、转、迎、随、补、泻等不同手法，激发经络本身的功能，以达到疏通经络、调畅气血、和谐营卫、增强体质、延年益寿目的的养生方法。选穴多以具有强壮保健功效的穴位为主，施针的手法、刺激强度适中，选穴亦不宜过多。

（一）针刺养生常用穴位

1. 足三里

足三里位于膝下3寸，胫骨外大筋内。本穴为全身性强壮要穴，可健脾胃，助消化，益气增力，提高人体免疫功能和抗病能力。刺法：用毫针直刺1～1.5寸，可单侧取穴，亦可双侧同时取穴。一般人针刺得气后，即可出针。但对年老体弱者，则可适当留针5～10分钟。隔日1次，或每日1次。

2. 关元

关元位于腹正中线，脐下3寸。本穴为保健要穴。用毫针直刺1～1.5寸，得气后出针。每周针1～2次，可起到强壮身体的作用。

3. 气海

气海位于腹正中线，脐下1.5寸。常针此穴，有强壮作用。用毫针直刺1～1.5寸，得气后，即出针。每周1～2次，可与足三里穴配合施针，可增强机体免疫功能和抗病能力。

4. 曲池

曲池位于肘外辅骨，屈肘时肘横纹尽头处。此穴具有调整血压、防止老人视力衰退的功效。可用毫针直刺0.5～1寸，针刺得气后，即出针。体弱者可留针5～10分钟，每日1次，或隔日1次。

5. 三阴交

三阴交位于足内踝高点上3寸，胫骨内侧面后缘。此穴对增强腹腔诸脏器，特别是生殖系统的功能有重要作用。可用毫针直刺1～1.5寸，针刺得气后，即出针。体弱者，可留针5～10分钟。每日1次，或隔日1次。

（二）针刺养生注意事项

1. 选穴要精当

一次不宜选穴太多，应少而精。要根据不同的养生需要选择不同的腧穴，可选用单腧穴，也可选用几个腧穴配伍。欲增强某一方面功能者，可用单腧穴，以突出其效应；欲调理整体功能者，可配伍选穴，以增强其效果。

2. 施针要和缓

针刺操作手法宜和缓，刺激强度适中，不宜过大。一般说来，留针不宜过久，得气后即可出针，针刺深度也应因人而异。年老体弱者或小儿，进针不宜过深；形盛体胖之人，则可酌情适当深刺。

3. 把握针刺宜忌

针刺方法有一定的禁忌证，特别是禁针穴位，必须牢记。空腹、过饱、醉酒、惧怕针刺者，不宜针刺；妇女妊娠期间，腰骶部一般不宜针刺，以免造成堕胎。

4. 及时处理针刺意外

针刺过程中，由于各种原因，可能出现晕针、滞针、弯针、折针等特殊情况，应当针对不同情况，及时处理。

二、艾灸养生

艾灸养生又称保健灸，是用艾条或艾炷在身体某些特定穴位上施灸，以达到和气血、调经络、养脏腑、益寿延年目的的养生方法。

（一）艾灸养生方法

1. 艾炷灸法

（1）直接灸：将艾炷直接放在穴位上施灸，待艾炷快燃尽时，即患者感到烫时，立刻换一个艾炷点燃。每燃一个艾炷叫一壮。根据身体情况决定施灸壮数。一般每穴一次可灸3壮、5壮、9壮不等，并根据穴位所在的部位，酌情选用大小适宜的艾炷。头部宜用麦粒大小的艾炷，腹部宜用大一些的艾炷。

（2）间接灸：隔以姜片、蒜片、盐粒等点燃施灸的方法。隔姜灸多用于阳虚证，如体弱或动则气喘、出汗、无力等；隔蒜灸多用于治疗外科疾患，如疖肿初起等；隔盐灸常用于治疗虚脱等。

2. 艾条灸法

（1）温和灸：将艾条一端点燃后，对准穴位，距穴位所在皮肤2cm左右进行熏烤，以穴位处产生温热而不感到灼热为度。

（2）回旋灸（又称熨热灸）：将点燃后的艾条对准穴位或局部熏烤，被灸者感到温热后，灸者将艾条缓慢地来回移动或环形移动，扩大温热刺激的范围。

（3）雀啄灸：将燃着的艾条对准穴位，像鸟雀啄食一样，有节奏地一起一落，出现热烫感觉就抬起。如此反复多次，给予穴位多次短暂热刺激。

3. 温针灸法

温针灸法是针、灸并用的一种方法，先将针刺入穴位，得气后，取2～3cm长的艾段，套在针柄上，点燃其下端，使艾段的热通过针体传到穴位。

（二）艾灸养生常用穴位

1. 神阙

神阙位于当脐正中处。神阙为任脉之要穴，具有补阳益气、温肾健脾的作用。每次可灸7～15壮，灸时用间接灸法，如将盐填脐心上，置艾炷灸之，有益寿延年之功。

2. 足三里

常灸足三里，可健脾益胃，促进消化吸收，强壮身体，中老年人常灸足三里还可预防中风。用艾条、艾炷灸均可，时间可掌握在5～10分钟。养生家还主张常在此穴施瘢痕灸，可以强身益寿。

3. 中脘

中脘位于腹正中线脐上4寸处，为强壮要穴，具有健脾益胃、培补后天的作用。一般可灸5～7壮。

4. 膏肓

膏肓位于第4胸椎棘突下旁开3寸处。常灸膏肓穴，有强壮作用。常用艾条灸15～30分钟，或艾炷灸7～15壮。

5. 涌泉

脚趾卷屈，在前脚掌中心凹陷处取穴。此穴有补肾壮阳、养心安神的作用。常灸此穴，可健身强心、益寿延年。一般可灸3～7壮。

6. 气海、关元

气海、关元均为人体强壮保健要穴，每天艾灸一次，能调整和提高人体免疫功能，增强人的抗病能力。

（三）艾灸养生注意事项

1. 把握施灸禁忌

灸法能益阳伤阴，阴虚阳亢及邪热内炽者，禁施灸法；颜面五官，有大血管的部位，孕妇的腹部、腰骶部及阴部，不宜施灸。

2. 注意施灸顺序

艾灸时一般是先灸上部，后灸下部，先灸阳部，后灸阴部。壮数一般是先少后多，艾炷是先小后大。

3. 掌握艾灸剂量

每穴一般灸2～3壮，即具补益功效，不宜过多。艾炷灸的壮数多少、艾炷大小当因人及所灸部位的不同而有所区别。一般体弱者，宜小宜少；体壮者，宜大宜多。就部位而言，头部宜小宜少，腰腹部可增大增多，四肢末端宜少。

4. 防止施灸意外

实施艾灸时需要严格操作，避免烧伤、烫伤及火灾。

三、推拿养生

推拿养生法，是通过各种手法刺激体表经络或腧穴，以疏通经络，调畅气血，调整脏腑，达到防病治病、促进病体康复目的的养生方法。

（一）推拿养生介质的选择

根据推拿者的习惯、经验及季节，结合被推拿者的具体情况合理选用推拿养生介质。夏季，可以选用一些具有活血化瘀、消肿止痛、散风祛湿等功效的擦剂，如红花油擦剂、痛肿灵擦剂等。秋冬季节和春季一般用滑石粉作为介质，其有很好的润滑作用。也有人用姜汁、鸡蛋清、茶油、香油、白酒作为介质，还有一些针对性较强的用于特殊部位的介质，如用于面部的按摩乳、膏摩方等。近些年随着精油的兴起，也有以精油作为介质，或在其他介质中加入精油的。

（二）推拿养生常用部位及方法

1. 揉太阳

用两手中指指端按两侧太阳穴，旋转揉动，先顺时针转，后逆时针转，各10~15次，具有清神醒脑的作用，可以防治头痛头晕、眼花、视力下降。

2. 点睛明

用两手食指指端分别点压双侧睛明穴，共20次左右，具有养睛明目的作用，可以防治近视、视疲劳。

3. 揉丹田

将双手搓热后，用右手中间三指在脐下3寸处旋转推拿50~60次。丹田，道家认为是男子精室、女子胞宫所在处。养丹田，可助两肾，填精补髓，祛病延寿。常行此法具有健肾固精、改善胃肠功能的作用。

4. 摩中脘

将双手搓热，重叠放在中脘穴处，顺时针方向摩30次，然后再以同样手法逆时针方向摩30次。中脘位于肚脐与剑突下连线中点，居于人体中部，为连接上下的枢纽。常习此法，具有调整胃肠道功能的作用。

5. 搓大包

双手搓热，以一手掌摩搓对侧大包及胁肋部，双手交替各30次。大包是脾之大络，位于胁肋部，为肝胆经脉所行之处。每日操作此法，有调理脾胃、疏肝理气、清肝利胆之功，可防治肝胆疾病、肋间神经痛等。

6. 揉肩井

肩井位于肩部，当大椎穴（督脉）与肩峰连线的中点取穴，为手足少阳、阳维之交会穴。以双手全掌交替揉摩双肩，以拇、食、中指拿捏肩井，每日20~30次。此法具有防治肩周炎、颈椎病的作用。

7. 擦颈百劳

颈百劳位于颈项部，第3颈椎棘突下旁开0.5寸。将双手搓热，以拇、食指捏揉颈百劳穴，再以全掌交替擦颈项部30次。颈项是人体经脉通往头部和肢体的重要通道，常行此法有舒筋活络、消除颈部疲劳，防治颈椎病、血管性头痛、脑血管病的功效。

8. 搓劳宫

双手掌心相对，顺时针搓压劳宫穴30次；再用一手的拇、食指相对搓另一手的手指，从指根向指尖，五指依次搓一遍，再用一手掌擦另一手的手背，双手交替进行；最后两手掌互搓至劳宫穴热为止。劳宫为心包经的荥穴，常行此法，可起到养心安神、调和内脏、活血润肤等作用。

9. 按肾俞

先将双手搓热，再以手掌上下来回推拿肾俞穴50～60次，两侧同时或交替进行。此法可于睡前或醒后进行，也可在日常休息时操作。每日用双手摩腰部，使腰部发热，可以强肾壮腰，防治肾虚腰痛、风湿腰痛、强直性脊柱炎、腰椎间盘突出症等疾患。

10. 点环跳

先以左手拇指指端点压左臀环跳穴，再用右手点右臀环跳穴，交叉进行，每侧10次，可以舒筋活络、通利关节，防治坐骨神经痛、下肢活动不利、腰膝酸软等症。

11. 擦涌泉

先将两手互相搓热，再用左手手掌擦右足涌泉穴，右手手掌擦左足涌泉穴，可反复擦搓30～50次，以足心感觉发热为度。此法适宜在临睡前或醒后进行。若能在操作前以温水泡脚，则效果更佳。此法具有温肾健脑、调肝健脾、安眠、改善血液循环等功效，还可强身健体，防治失眠心悸、头晕耳鸣等。

（三）推拿养生注意事项

推拿时除思想应集中外，还要心平气和，全身也不要紧张，要求做到身心都放松。掌握常用穴位的取穴方法和操作手法，以求取穴准确，手法正确。注意推拿力度先轻后重，轻重适度。力度过小起不到应有的刺激作用，过大易产生疲劳，且易损伤皮肤。推拿手法的次数要由少到多，推拿力量应由轻逐渐加重，推拿穴位可逐渐增加。推拿后有出汗现象时，应注意避风，以免感冒。

四、其他相关养生方法

（一）拔罐养生

拔罐养生是以罐为工具，利用燃烧、抽气等方法，形成罐内负压，使之吸附于体表穴位或患处，形成局部充血或瘀血，而达到防病治病、强壮身体目的的一种中医养生方法。拔罐养生具有操作简便、取材容易、见效快、安全可靠的特点。十二皮部与经络、脏腑密切联系，运用拔罐法刺激皮部，通过经络作用于脏腑，可以调整脏腑功能、通经活络，在调理亚健康、养生保健、美容塑身等方面有很好的效果。

1. 常用拔罐器具

（1）玻璃罐：形如球状，肚大口小，口边外翻，有大、中、小3种规格。其优点是质地透明，使用时可直接观察局部皮肤的变化，便于掌握时间，临床应用较普遍。其缺点是容易破碎。

（2）竹罐：将直径3~5cm的坚固竹子截成6~10cm的不同长度磨光而成。这种罐的优点是取材容易，制作简单，轻巧价廉，且不易摔碎，适于药煮，临床多有采用。缺点是易爆裂漏气。

（3）陶罐：用陶土烧制而成，罐的两端较小，中间略向外凸出，状如瓷鼓，底平，口径大小不一，口径小者较短，口径大者略长。这种罐的特点是吸力大，但质地较重，容易摔碎损坏。

（4）抽气罐：在透明塑料罐上面加置活塞，便于抽气。这种罐的不足之处是没有火罐的温热刺激。

2. 拔罐养生方法

（1）吸拔方法

1）火罐法：用火在罐内燃烧，形成负压，使罐吸附在皮肤上，常用的方法有以下几种。①闪火法：用镊子或止血钳夹住燃烧的酒精棉球，在火罐内绕一圈后，迅速退出，快速将罐扣在施术部位。②投火法：将纸片或酒精棉球点燃后，投入罐内，然后迅速将火罐扣于施术部位，此法须防酒精过多滴下而烫伤皮肤。③贴棉法：用大小适宜的酒精棉一块，贴在罐内壁的下1/3处，用火将酒精棉点燃后，迅速将罐扣在应拔的部位。

2）抽气法：将备好的抽气罐扣在需要拔罐的位置上，用抽气筒将罐内的空气抽出，使罐内形成负压而吸拔住皮肤。

3）水罐法：一般选用竹罐倒置于锅内煮沸，用镊子夹住竹罐的底部，迅速用凉毛巾紧扪罐口，然后立即将罐扣在应拔部位，即能吸附在皮肤上。

（2）运用方法

1）留罐法：又称坐罐法，是临床最常用的一种方法，指拔罐后将罐留置一段时间，一般为10～15分钟，小儿及体弱者以5～10分钟为宜。大而吸力强的罐具留罐时间可适当短些，吸力弱或小罐的留罐时间可适当长些。可根据病变范围的大小选择多罐或单罐。

2）闪罐法：将罐拔上后立即取下，如此反复吸拔多次，以皮肤潮红为度。此法多用于局部皮肤麻木或功能减退的虚证患者，或肌肉松弛、留罐有困难的部位。需注意，反复操作易使罐口温度过高，应换罐操作。

3）走罐法：又称推罐法，即先在走罐所经皮肤和罐口（以玻璃罐为佳）涂上凡士林等润滑剂，待罐具吸拔住后，用手握住罐底，稍倾斜，使推动方向的后边着力，前边略提起，缓慢地来回推拉移动，至皮肤出现潮红或瘀血为止。此法常用于面积较大、肌肉丰厚的部位，如腰背部等。

4）药罐法：是指将药物治疗与拔罐相结合的方法。在罐内负压和温热作用下，局部毛孔和汗腺开放，毛细血管扩张，血液循环加快，药物可更直接地被吸收。常用的方法有两种：一是药煮罐法。一般选用竹罐，将方药装入布袋中，放入锅内加水煮至一定浓度，再把竹罐放入药液内煮15分钟，使用时按水罐法吸拔在治疗部位。二是药贮罐法。一般选用抽气罐，将药液贮于罐内，然后按抽气法吸拔在治疗部位。

（3）取罐手法：取罐时，左手扶住罐身，右手按压罐口的皮肤，使空气进入罐内，罐即可松脱，不可硬拉或旋动，以免损伤皮肤。

3. 拔罐养生的常用穴位

（1）背俞穴：背俞穴是脏腑经气输注于背腰部的腧穴，位于足太阳膀胱经的第一侧线上，即后正中线（督脉）旁开1.5寸处，可畅通五脏六腑之经气，调理其生理功能，促进全身气血运行，是拔罐养生的常用穴位。

（2）涌泉：位于人体最下部足掌心处。体内湿毒之邪重着黏腻，易趋于下，不易排出，常阻塞经络气血，引发许多疾病。涌泉穴拔罐可以排出体内的湿毒浊气，疏通肾经，使肾气旺盛，配伍足三里更可使人精力充沛，延缓衰老。

（3）三阴交：三阴交为肝、脾、肾三条阴经交会之穴。经常进行三阴交拔罐可调理肝、脾、肾三经的气血，健脾利湿，疏肝补肾，使先天之精旺盛，后天气血充足，从而健康长寿。

（4）足三里：足三里所在的足阳明胃经是多气多血之脉，经常在足三里穴拔罐，可以起到调节机体免疫力、增强抗病能力、调理脾胃、补中益气、通经活络、疏风化湿、扶正祛邪的作用。

（5）关元：关元穴是保健拔罐疗法的常用穴位，配合长期施灸，借助火力，可以温通经络，固本培元，补虚益损，壮一身之元气。

（6）大椎：大椎属督脉，为手足三阳经与督脉的交会处，手足三阳经的阳热之气由此汇入本穴并与督脉的阳气上行头颈。在此穴位拔罐，有调节阴阳、疏通经络、清热解毒、预防感冒、增强身体免疫力的功效。

4. 拔罐养生注意事项

要根据不同的养生保健需求选用不同的部位，并选择适宜的罐具和拔罐方法。拔罐时要选择适当体位和肌肉丰满的部位，心前区、皮肤细嫩处、皮肤破损处、外伤骨折处、体表大血管处、皮肤瘢痕处、乳头、骨突出处等均不宜拔罐。用火罐时应避免烫伤。若烫伤或留罐时间太长而皮肤起水疱时，应及时处理。水疱小者，仅涂以甲紫药水，保持局部干燥、卫生清洁、防止擦破即可。水疱较大时，用消毒针将水放出，再涂以甲紫药水，或用消毒纱布包敷，以防感染。拔罐时间的间隔根据具体情况而定，体质较虚者可以每隔2~3日拔罐一次。连续每日拔罐的，应注意轮换拔罐部位。在给患者拔罐时，应密切观察其反应，如患者有晕罐等情况，应及时处理。

有下列情况之一者，应禁用或慎用拔罐疗法：①皮肤严重过敏或皮肤患有疥疮等传染性疾病者不宜拔罐。②重度心脏病、心力衰竭、呼吸衰竭、肺结核活动期、有出血倾向及严重水肿的患者不宜拔罐。③重度神经系统疾病、全身抽搐痉挛、狂躁不安、不合作者，不宜拔罐。④妊娠期妇女的腹部、腰骶部及乳部不宜拔罐，拔其他部位时，手法也应轻柔。妇女经期不宜拔罐。

（二）刮痧养生

刮痧养生是以中医经络腧穴理论为指导，通过特制的器具（牛角、玉石等）和相应的手法，蘸取一定的介质，在体表进行反复刮拭、摩擦，使皮肤局部出现红色粟粒状或暗红色出血点等"出痧"变化，从而达到活血透痧、防治疾病目的的一种中医养生方法。

1. 刮痧养生器具

（1）刮痧板：一般来说，凡是边缘比较光滑的物体，都可以当成刮痧板，目前多选用水牛角、玉石、砭石。这些材质具有清热解毒、活血止痛、安神镇惊、润肤美容等作用，并具有光滑耐用、易于擦洗消毒的特点。

（2）刮痧介质：目前多用刮痧油和美容刮痧乳。前者是由医用植物油与中药加工而成，具有舒筋通络、活血化瘀、解肌发表的作用，使用后可以减轻疼痛、润滑皮肤；后者一般用于美容刮痧，具有养颜护肤等作用。

2. 刮痧养生方法

（1）持板方法：用手握住刮痧板，刮痧板的底边横靠在手掌心，拇指和另外四个手指呈弯曲状，分别放在刮板的两侧。

（2）刮拭方法

1）面刮法：用刮板边缘的1/3接触皮肤，刮板与刮拭皮肤的方向呈30°～60°，利用腕力多次向同一方向刮拭。适用于身体比较平坦部位的经络和穴位，如头部、腹部、背部、上下肢等。

2）角刮法：用角形刮痧板或刮痧板的角部，将刮板与刮拭皮肤呈45°倾斜，在穴位处自上而下刮拭，适用于身体关节、骨突周围及肩部的部分穴位。

3）拍打法：一手握住刮板一端，用刮板的另一端速度均匀地拍打穴位。拍时要在局部皮肤上先涂润滑油。本法适用于肘窝、膝窝、腰背、前臂等部位。

4）按揉法：将刮板角部倾斜按压在穴位上，做缓慢、柔和的旋转，板角不离皮肤，力度渗透至肌肉，以酸、胀、麻为度。本法常用于合谷、足三里、内关等穴位，以及手足上的反应点和其他疼痛敏感点。

5）疏理经气法：按经络走向，连续刮拭，手法轻柔均匀，平稳缓和，常用于刮痧结束后或保健刮痧时对经络进行整体调理。

3. 刮痧补泻

"补法"刮拭力量小、操作的方向顺着经脉运行方向、出痧痕较少，适用于年老、体弱、久病、重病或身体瘦弱之虚证患者；"泻法"刮拭力量大、刺激时间较短、操作的方向逆经脉运行的方向、出痧痕较多，适用于新病、急病、形体壮实的患者。平补平泻法介于补、泻之间，保健刮痧多用此法。

4. 常用养生刮痧法

养生刮痧法可在人体的头面、颈项、胸腹、四肢等不同部位进行操作，不同部位的刮痧有不同的养生保健作用，现分述如下。

（1）头部刮痧：头部刮痧有改善头部血液循环，疏通全身阳气之作用，可防治中风及中风后遗症、头痛、脱发、失眠、感冒等病证。由于头部有头发覆盖，须在头发上用刮板刮拭，故不必涂刮痧润滑剂。为增强刮拭效果可使用刮板边缘或刮板角部刮拭。每个部位刮30次左右，刮至头皮发热为宜。采用平补平泻法，刮痧时可循以下线路操作：①刮拭头部两侧，从头部两侧太阳穴开始至风池穴，经过穴位为头维、颔厌等。②刮拭前头部，从百会经囟会、前顶、通天、上星至头临泣穴。③刮拭后头部，从百会经后顶、脑户、风府至哑门穴。④刮拭全头部，以百会穴为中心，呈放射状向全头发际处刮拭，经过全头穴位和运动区、语言区、感觉区等。

（2）颈部刮痧：经常刮拭颈部，具有育阴潜阳、补益正气的作用，可防治颈椎病、感冒、头痛、近视、咽炎等。刮痧时可循以下线路操作：①刮督脉颈项部分，从哑门穴刮至大椎穴。②刮拭颈部两侧到肩，从风池穴开始经肩井、巨骨至肩髃穴。颈后高骨为大椎穴，用力要轻柔，用补法，不可用力过重，可用刮板棱角刮拭，以出痧为度。肩部肌肉丰厚，用力宜重些，从风池穴到肩髃穴，应一次到位，中间不要停顿。一般用平补平泻手法。

（3）背部刮痧：刮拭背部可以调节全身气机及五脏六腑的功能，具有良好的养生保健作用。背部刮痧一般由上向下刮拭，先刮后正中线的督脉，再刮两侧的膀胱经脉和夹脊穴。背部正中线刮拭时，手法应轻柔，用补法，不可用力过大，以免伤及脊椎。可用刮板棱角点按棘突之间，背部两侧可视患者体质、病情选用补泻手法，用力要均匀，中间不要停顿。

（4）胸胁部刮痧：胸部正中为任脉所循行，分布有天突、膻中、鸠尾等重要穴位，刮拭胸部，可以疏调上焦气机，宽胸理气。两胁肋部为少阳胆经及厥阴肝经循行部位，刮拭该处可起到调畅肝胆气机、升发阳气的作用。刮拭胸部正中线用力要轻柔，不可用力过大，宜用平补平泻法。胁肋部用刮板棱角沿肋间隙刮拭。乳头处禁刮。胸胁部刮痧时可循以下线路操作：①自上而下刮拭胸部正中线，从天突穴经膻中穴向下刮至鸠尾穴。②刮拭两侧胸胁部，从正中线由内向外刮，先左后右，用刮板整个边缘由内向外沿肋骨走向刮拭。中府穴处宜用刮板角部从上向下刮拭。

（5）四肢刮痧：四肢为十二经脉循行的主要部位，四肢刮痧可以直接调理全身经络气机，并且通过刺激经络上的相应穴位，而起到疏通气血、调整脏腑功能的作用。刮拭四肢时，遇关节部位不可强力重刮。对下肢静脉曲张、水肿者应从下向上刮拭。四肢刮痧时可循以下线路操作：①刮拭上肢内侧部，由上向下刮，尺泽穴可重刮。②刮拭上肢外侧部，由上向下刮，在肘关节处可停顿，或分段刮至外关穴。③刮拭下肢内侧，从上向下刮，经承扶穴至委中穴，由委中穴至跗阳穴，委中穴可重刮。④刮拭下肢外侧部，从上向下刮，从环跳穴至膝阳关穴，由阳陵泉穴至悬钟穴。

5. 刮痧养生注意事项

（1）一般事项：刮痧时应避风，注意保暖，以防皮肤局部汗孔开泄，风邪袭入，加重病情。出痧后饮一杯热水（淡糖盐水最佳），并休息15～20分钟。出痧后3～4小时内忌洗浴。不要刻意追求出痧。血瘀、实证、热证出痧较多；虚证、寒证不易出痧。刮痧部位的痧斑未退之前，不宜在原处进行刮拭出痧，再次刮痧需间隔3~6天，以皮肤上痧退为标准。

（2）刮痧禁忌：①危重病证，如急性传染病、重症心脏病、高血压、中风、出血倾向性疾病等禁用刮痧。②刮治部位的皮肤有疖肿、破溃、疮痈、斑疹、皮下不明原因包块、急性扭伤、创伤、骨折、浮肿者，严重过敏者，禁用刮痧。③妊娠妇女的腹部和腰骶部，经期妇女的下腹部、面部均不宜刮痧。

（3）晕刮防治：晕刮，即刮痧过程中出现的晕厥现象，多表现为头晕、面色苍白、心慌、出冷汗、四肢发冷、恶心欲吐或神昏仆倒等。其原因多为患者精神过度紧张或对疼痛特别敏感，或空腹、过度疲劳，或刮拭时间过长，刮拭部位过多。因此，以刮痧进行养生保健时，刮拭部位宜少而精，根据患者体质选用合适的补泻手法，同时注意观察，一旦发现患者有晕刮现象应及时停止刮痧，立即让晕刮者平卧、保暖，并饮温糖水，或点水沟、内关、足三里等，即可缓解。

（三）敷贴养生

敷贴养生，即将中药配制成丸、散、膏等剂型，施于腧穴或病变局部等处，利用中药对穴位的刺激作用来达到疏通经络、调和气血、解毒化瘀、扶正祛邪作用的养生方法。其具有疗效确切、不良反应小、使用方便等特点，在养生保健领域具有独特的优势。

1.敷贴养生方法

（1）敷贴养生的常用药物：敷贴法的药物剂型目前仍以丸、膏、糊、饼剂为主，多用白芥子、延胡索、细辛、甘遂、鲜生姜汁等。常用的溶剂有水、白酒、黄酒、姜汁、蜂蜜、凡士林等。此外，还可根据病情将药物浸膏作为溶剂。

（2）敷贴养生的操作方法：穴位敷贴选穴力求少而精，一般多选用病变局部的穴位、阿是穴或经验穴。其中神阙、大椎、涌泉，以及肺经、膀胱经上的腧穴为临床所常用。在这些穴位上敷贴药物，可使三焦通调，阴阳平衡，达到防病治病效果。

（3）敷贴方法：敷贴时先定准穴位，再将敷贴药物用纱布或胶布固定。敷贴时间应视药物的药性、刺激强度和个体敏感性的不同，进行适当调整，以患者耐受为度。一般短则30分钟左右，长可达4~6小时，儿童敷贴时间要明显短于成人。一般间隔10~20天一次，可连续敷贴3~5次。如需再次敷贴，应待局部皮肤基本恢复正常后进行。

2.敷贴养生举例

（1）冬病夏治三伏贴

1）药物：将白芥子、延胡索、细辛和甘遂按2∶2∶1∶1的比例共研细末，用姜汁调和，做成直径约3cm、高约1cm的扁圆形药饼。

2）选穴：主穴选取大椎、肺俞、心俞、膈俞、膏肓俞、风门；酌加配穴天突、脾俞、肾俞、足三里。

3）用法：将药饼用胶布固定，贴在穴位上。于每年夏季三伏天的初、中、末伏各贴药1次，连续应用3年。

4）作用：夏季三伏天应用此法，主要用于防治冬季容易加重或复发的呼吸系统常见疾病。如经中医辨证属虚寒证的支气管哮喘、慢性支气管炎、肺气肿、肺心病、慢性呼吸衰竭、慢性咳嗽、反复感冒、慢性鼻炎、慢性咽炎等肺系疾病，对其他虚寒性疾病也有一定的防治效果。

（2）疲劳综合征

1）药物：附子、公丁香、人参、肉桂、细辛、皂荚、冰片。

2）选穴：大椎、至阳、关元、膻中。

3）用法：每天1次，20天为1个疗程。

4）作用：缓解疲劳，防治亚健康状态。

（3）小儿夜啼

1）药物：吴茱萸。

2）选穴：涌泉（双侧）。

3）用法：吴茱萸研细末，用醋调和，敷左右涌泉穴，夜敷晨去。

4）作用：防治小儿夜啼。

3. 敷贴养生注意事项

贴敷后局部皮肤微红或有色素沉着、轻度瘙痒均为正常反应，不影响疗效。若贴敷后皮肤局部出现刺痒难忍、灼热、疼痛感觉，应立即取下药膏，禁止抓挠，不宜擅自涂抹药物。若皮肤起水疱，应及时处理。水疱面积小者，涂以甲紫药水，保持局部干燥卫生、防止擦破，一般可自行痊愈。水疱较大时，用消毒针将水放出，再涂以甲紫药水，或用消毒纱布包敷，以防感染。若皮肤出现红肿、大水疱等严重反应，应及时到皮肤科就医。敷贴期间忌食生冷、刺激性食物，禁食海鲜等发物。外敷时注意调节干湿度，敷贴后要注意固定，勿大量出汗，以防药剂脱落、药物流失。体弱消瘦的人及有严重心脏病、肝病者，药物用量不宜过大，敷贴时间不宜过长。贴敷期间要保证充足的睡眠，勿吹冷气、勿洗凉水澡，冬季注意身体保暖，以免令毛孔收缩影响药物吸收。

敷贴的禁忌：①过敏体质者、严重心肺功能疾患者。②疾病处于急性发作期、发热期。③有接触性皮炎，有疱、疖等皮损者，以及局部皮肤有破损者。④糖尿病血糖控制不佳者。⑤2岁以下幼儿、孕妇、年老体弱者。

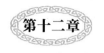

第十二章

药物养生

第一节 基础理论

药物养生是在中医药理论指导下，运用药物来强身健体、却病延寿的方法，是中医养生保健的重要手段。

第二节 基本方法

一、应用原则

药物养生要遵循中医药的基本理论，合理使用药物才能有助于身体健康，起到预防疾病、延年益寿之效。另外，药物也不是万能的，如果只依靠药物，而不进行自身锻炼和摄养，是不能收到良好效果的。

（一）注重体质，因人用药

根据个体体质、年龄、性别等不同特点，有针对性地选择相应的方药进行养生。在实际运用中要求养生一定要根据个体情况进行辨证，分清寒热虚实、脏腑阴阳，合理选用具有针对性的药物和方剂，才能取得理想的养生效果。

（二）扶正祛邪，辨证遣药

人的禀赋不同，体质有强弱之分，因此运用药物养生要有的放矢。时下生活优越，人们往往重补而轻泻。然而，嗜食膏粱厚味，形体肥胖，气血痰食壅滞已成隐患。故方药养生中的泻实之法，是以不伤其正为原则，力求达到汗毋大泄、清毋过寒、下毋峻猛、消毋耗气。

（三）天人相应，顺时选药

遵循"春夏养阳，秋冬养阴"的原则，春夏季节不宜过用辛温发散之品，秋冬季节要慎用寒凉药物。同时要顺应主时脏腑的生理特点而调整药养所用的原则和方药。

（四）谨慎用药，切忌滥用

药物养生作为一种辅助方法，对养生确有一定效果，但需要一个循序渐进的过程，宜恰到好处，适可而止，不可过偏。

二、常见剂型

（一）固体中药制剂

1. 丸剂

（1）蜜丸（如十全大补丸）：具有温补气血功效，用于气血两虚，面色苍白，气短心悸，头晕自汗，体倦乏力，四肢不温，月经量多。

（2）水蜜丸（如大补阴丸）：具有滋阴降火之功效，用于阴虚火旺，潮热盗汗，咳嗽，耳鸣。

（3）水丸（如二陈丸）：具有燥湿化痰、理气和胃功效，用于痰湿停滞导致的咳嗽痰多，胸脘胀闷，恶心呕吐。

（4）糊丸（如健步丸）：具有补肝肾、强筋骨之功效，主治肝肾不足，腰膝酸软，下肢痿弱，步履艰难。

（5）蜡丸（如妇科通经丸）：具有破瘀通经、解郁止痛的功效，用于气血瘀滞引起的痛经、闭经，并见胸膈痞闷、腰腹胀痛等症。

（6）浓缩丸（如安神补心丸）：具有养心安神之功效，用于阴血不足引起的心悸失眠、头晕耳鸣。

（7）微丸（如葛根芩连微丸）：具有解肌清热、止泻止痢的功效，用于泄泻痢疾，身热烦渴，下痢臭秽，或菌痢、肠炎。

2. 片剂

（1）含片（如西瓜霜润喉片）：具有清音利咽，消肿止痛的功效，用于防治咽喉肿痛、声音嘶哑、喉痹、喉痛、喉蛾、口糜、口舌生疮、牙痛等。

（2）咀嚼片（如健胃消食片）：具有健胃消食之功效，用于脾胃虚弱所致的食积，症见不思饮食、嗳腐酸臭、脘腹胀满。

3. 颗粒剂（如七宝美髯颗粒）

七宝美髯颗粒具有滋补肝肾之功效，用于肝肾不足，须发早白，遗精早泄，头眩耳鸣，腰酸背痛。

4. 散剂（如参苓白术散）

参苓白术散具有补脾胃、益肺气的功效，用于脾胃虚弱，食少便溏，气短咳嗽，肢倦乏力。

5. 栓剂（如麝香痔疮栓）

麝香痔疮栓具有清热解毒、消肿止痛、止血生肌的功效，用于大肠热盛所致的大便出血、血色鲜红、肛门灼热疼痛，各类痔疮和肛裂见上述证候者。

6. 滴丸剂（如复方丹参滴丸）

复方丹参滴丸具有活血化瘀、理气止痛的功效，用于气滞血瘀所致的胸痹，症见胸闷、心前区刺痛，或冠心病心绞痛见上述证候者。

7. 胶囊剂（如三宝胶囊、十滴水软胶囊）

三宝胶囊具有益肾填精、养心安神之功效，用于肾精亏虚、心血不足所致的腰酸腿软、阳痿遗精、头晕眼花、耳鸣耳聋、心悸失眠、食欲不振；十滴水软胶囊具有健胃、祛暑之功效，用于因中暑而引起的头晕、恶心、腹痛、胃肠不适。

8. 锭剂（如万应锭）

万应锭具有清热、解毒、镇惊的功效，用于邪毒内蕴所致的口舌生疮、牙龈咽喉肿痛、小儿高热、烦躁易惊。

（二）液体中药制剂

1. 合剂（口服液）（如安神补脑液）

安神补脑液具有生精补髓、益气养血、强脑安神的功效，用于肾精不足、气血两亏所致的头晕、乏力、健忘、失眠，或神经衰弱见上述证候者。

2. 酒剂（如国公酒）

国公酒具有散风祛湿、舒筋活络的功效，用于风寒湿邪闭阻所致的痹证，症见关节疼痛、沉重、屈伸不利，手足麻木，腰腿疼痛；也用于经络不和所致的半身不遂、口眼歪斜、下肢痿软、行走无力。

3. 酊剂（如十滴水）

十滴水具有健胃、祛暑之功效，用于因中暑而引起的头晕、恶心、腹痛、胃肠不适。

4. 搽剂、洗剂和涂膜剂（如麝香祛痛搽剂）

麝香祛痛搽剂具有活血祛瘀、舒经活络、消肿止痛的功效，用于各种跌打损伤、瘀血肿痛、风湿瘀阻、关节疼痛。

（三）半固体中药制剂

1. 糖浆剂（如急支糖浆）

具有清热化痰、宣肺止咳之功效，用于外感风热所致的咳嗽，症见发热、恶寒、胸膈满闷、咳嗽咽痛，或急性支气管炎、慢性支气管炎急性发作见上述证候者。

2. 煎膏剂（膏滋）（如枇杷叶膏）

枇杷叶膏具有清肺润燥、止咳化痰的功效，用于肺热燥咳、痰少咽干。

3. 流浸膏剂与浸膏剂（如当归流浸膏）

当归流浸膏具有养血调经之功效，用于血虚血瘀所致的月经不调、痛经。

下篇

应用篇

第十三章

常见病调养

第一节　原发性高血压

一、概述

原发性高血压是一种以体循环动脉压（收缩压和/或舒张压）升高（收缩压≥140mmHg，舒张压≥90mmHg）为主要特征的临床慢性疾病。临床上分缓进型高血压病和急进型恶性高血压病两种。本病属于中医学的"眩晕""头痛"等范畴。

二、临床表现

原发性高血压患者早期常无任何症状或在体检中发现血压升高，部分患者可表现头痛、头晕、耳鸣、心悸、眼花、注意力不集中、记忆力减退、手脚麻木、疲乏无力、易烦躁等症状；后期患者血压常持续在较高水平，并伴有头痛头晕加重、一过性失明、一侧肢体活动失灵、胸闷、气急、咳嗽、夜尿增多或尿少、无尿、食欲不振、恶心等脑、心、肾等靶器官受损表现。

三、易发人群

（一）体质特征

大多数患者体质属特禀质，与先天禀赋有关，承受父母遗传的特殊体质而易发病。另外，痰湿质与阴虚质者也易发病。痰湿质者表现为形体肥胖、腹部肥满、口黏苔腻，为痰浊中阻，上蒙清窍，清阳不升所致；阴虚质者表现为口咽干燥、手足心热，为肝肾阴虚，水不涵木，肝阳上亢所致。

（二）性格情志特征

长期精神紧张或消极的精神状态，个性过强，容易激动，遇事急躁，难以自抑，或过分自负，刻板固执，焦虑自闭，个性怪癖，抑郁多疑，抱有敌意，冲动，具有攻击倾向者，均可引起体内代谢失调，生理功能紊乱，甚至罹患高血压。

（三）年龄与性别特征

本病年轻人患病率较低，随年龄的增长，因体内生理功能的变化和外界因素的长期刺激，40岁以后，发病率明显升高。大量研究资料表明，原发性高血压的发病率与性别没有太大关系，但临床患者以男性为多，可能与男性的体质、性格及耐受性有关。

（四）生活方式与环境特征

1. 饮食因素

高盐饮食，过量饮酒；长期低钾、低钙、低镁饮食；摄入过量的高脂肪、高胆固醇食物而致相应的微量元素缺失；饮食不节，嗜食肥甘厚腻、辛辣刺激食物等。

2. 生活因素

睡眠不足，过度劳累，身体肥胖，吸烟赌博，爱好紧张刺激的影视、游戏，生活节奏过快等。

3. 环境因素

噪声过大、空气污染、光污染的环境，寒冷地区发病率高。

（五）家族遗传特征

父母双方一方有高血压者，患病概率增高；父母双方均有高血压者，患病概率更高。

（六）职业与工作习惯特征

脑力劳动者、工作无规律者，发病率较高。

四、调养方法

（一）情志调治

控制情绪，自我克制，保持宁静淡泊、少思寡欲、恬淡虚无的心境，注意身心调养，保持乐观豁达、精神舒畅，心境平和，有助于高血压的防治。

（二）起居调治

保持良好的生活习惯，按时作息，做到劳逸有度。老年患者行动宜缓，不要突然改变体位；保持大便通畅，忌大便用力及长时间蹲厕，以免血压急骤升高而致脑卒中等；注意气候变化、防寒保暖，以防血压升高；锻炼身体，减肥降脂。

（三）饮食调治

低盐饮食，一般患者每日摄盐量应限制在6克以内，对老年高血压患者每日则应限制在4克左右。饮食宜清淡素食为主，少食肥甘、油腻、辛辣之品，戒烟限酒，控制饮食，不宜过饱，更不可暴饮暴食；多吃维生素含量丰富及纤维素多的新鲜蔬菜和水果；限制进食高热量、高脂肪、高胆固醇的"三高"食品；饮茶宜清淡，忌饮浓茶、浓咖啡或含过多碳水化合物的饮料；食用油宜选择植物油，如豆油、菜籽油、玉米油等，有助于预防高血压及脑血管硬化，忌食荤油。宜多吃杂粮，少吃精制的米和面；可常食用鲜牛奶、香蕉、山楂、橙子、柑橘、桃、桑椹、莲子心、核桃肉等，多食具有降脂作用的食物。

（四）药物调治

中医的药膳、药茶等对防治原发性高血压有良好的效果，应在专业医生的指导下服用。

1. 三宝茶

用菊花、罗汉果、普洱茶等份泡水代茶久服，宜于"三高"（高血压、高血糖、高血脂）患者长期饮用。

2. 黄精四草茶

取黄精、夏枯草、益母草、车前草、豨莶草适量，水煎代茶饮用，有利尿降压之效。

3. 枸杞菊花决明子茶

取枸杞子、决明子、菊花等适量，开水冲泡，代茶饮用，可补益肝肾、平肝降压，对高血压偏阴虚阳亢者有效。

4. 决明罗布麻茶

用决明子、罗布麻适量，沸水冲泡后代茶频饮，可清热平肝，适用于高血压伴头晕目眩、烦躁不安，属肝阳上亢类型者。

5. 菊槐茶

用菊花、槐花各1份，绿茶半份，沸水冲泡，可平肝祛风、清火降压，对早期高血压引起的头痛、头晕、目赤肿痛、眼底出血、鼻出血等效果较佳。

6. 二子茶

用决明子、枸杞子等份，冰糖适量，沸水冲泡，代茶频饮，可益肝滋肾、明目通便，适宜于高血压引起的头晕目眩、双目干涩、视物模糊、大便干结等症状。

7. 蓝丁茶和菊花山楂荷叶茶

蓝丁茶是用绞股蓝、苦丁茶、绿茶等份，菊花山楂荷叶茶是用菊花、山楂、荷叶适量，二方均以沸水冲泡，代茶频饮，有降脂减肥、清火降压之效，高血压、高血脂、冠心病兼身体肥胖者尤为适宜。

8. 药膳

如天麻乌鸡煲、夏枯草牡蛎桑椹排骨煲、海参淡菜瘦肉汤、海蜇拌香芹、凉拌马兰头、菊叶汤等，皆可调治原发性高血压。

（五）针灸调治

针灸调节神经、内分泌的作用明显，对调治原发性高血压有很好的功效。应在专业医生指导下选取百会、曲池、合谷、太冲、三阴交等穴位针刺。

（六）推拿调治

用两手食指或中指擦抹前额，再用手掌按摩头部两侧太阳穴部位，然后将手指分开，由前额向枕后反复梳理头发，每次5～10分钟。当血压急剧升高之时，可以按摩耳后的降压沟、百会穴、曲池穴等。

（七）功法调治

在卧位、坐位或站位基础上，排除杂念，使意念从头部开始到四肢循序放松，引气下行，如按头部→颈部→肩部→双上肢→手掌手指→胸部→腹部→大小腿→足趾的顺序，周而复始。

（八）动静调治

注意休息，劳逸结合，适当参加体育锻炼和体力劳动，避免长期精神过度紧张。适合的运动有散步、慢跑、步行、骑自行车、游泳、体操、打太极拳，以及郊游览胜。

（九）娱乐调治

可参加轻松愉快的娱乐活动，如音乐、歌咏、看喜剧电影电视及戏剧相声小品、跳舞、游园等，书法、绘画、垂钓、养花鸟鱼等也是不错的选择。

（十）熏浴调治

可选用薄荷、荆芥、藿香、佩兰、豨莶草、银杏叶、松针、丹参、玫瑰花、红花等具有解表发汗、活血通络作用的中药，煮汤熏浴。

（十一）其他调治

1. 刮痧
主要操作于头项及背部膀胱经，其次可选取曲池、三阴交、足三里等。伴有糖尿病或凝血机制障碍的患者禁用刮痧。

2. 熨敷
可选择相关穴位进行湿熨、药熨。

3. 拔罐
选择相关的穴位，如大椎、曲池、足三里、阳陵泉、肝俞、行间、太冲、侠溪、丰隆等拔罐或刺络拔罐，留罐10分钟。

4. 贴穴

吴茱萸或中药粉（牛膝30克，吴茱萸5克）研细醋调，每晚临睡时贴脚心；或用莱菔子、茺蔚子、夏枯草、吴茱萸等份研末，加麝香、生姜等制成药饼，贴敷于大椎、肝俞、太冲、曲池、足三里、阳陵泉、丰隆、涌泉等穴。

5. 足疗

晚上临睡前，用温水或益母草、丹参、松节、苏木、降香等中药煎水浴足，洗泡过程中可以揉按涌泉穴，揉搓脚趾。

6. 药枕

杭白菊、桑叶、野菊花、辛夷各500克，薄荷、红花各150克，冰片50克，或用晚蚕砂、菊花各1000克，牡丹皮、白芷、川芎各250克，混合粉碎后，装入布袋做枕头使用。

五、名家经验

1. 大泻肝汤（摘录自《辅行诀脏腑用药法要》）

组成：枳实30克，白芍30克，甘草（炙）30克，黄芩10克，生姜（切）10克，大黄10克。

用法：每日1剂，先将药物用适量水浸泡1小时左右，煎2次，首煎10~15分钟，二煎30~50分钟，用文火。煎好后将两汁混合，总量为250~300毫升，每日分2~3次服用，饭后2小时左右温服。

主治：头痛目赤，善怒，胁下满痛，痛连少腹等。

2. 益母降压汤（摘录自《医海拾贝·名中医治病绝招》）

组成：益母草60克，杜仲12克，桑寄生20克，甘草5克。

用法：每日1剂，将上药用适量水浸泡30分钟左右，煎2次，取汁共300~400毫升，每日分2~3次温服。

主治：该药清肝平逆，对产后血压高，尤有效验。头痛甚加夏枯草12克，钩藤20克，生白芍25克，生牡蛎30克；阴虚甚加女贞子12克，川石斛15克，大生地15克。

3. 调络饮（摘录自《症因脉治》）

组成：桑寄生、生地、丹皮、白芍、黄芩、菊花各15克，夏枯草30克，杜仲、牛膝、桑枝、桂枝各15克，生石决明30克（先煎），甘草15克。

用法：每日1剂，水煎服，每日早、晚各服1次。

主治：缓进型高血压病。症见头晕、目眩，甚则头痛且胀，每因烦劳恼怒而加剧，脉象弦数有力，严重时手足麻木。

4. 柔肝息风汤（摘录自《医学文选》）

组成：枸杞子、杭菊花、夏枯草各12克，桑寄生15克，刺蒺藜、何首乌各12克，全当归9克，赤芍、白芍、大玄参、怀牛膝各12克，净钩藤、广地龙各9克，珍珠母24克。

用法：方中珍珠母煎药时用炒布包好，先煎15分钟，钩藤煎药时要后下，即头煎不下，二煎再下，两煎药汁兑在一起，约350毫升，早、晚饭后1小时温服。每日1剂。

主治：肝肾阴虚，水不涵木，肝阳偏亢所致之眩晕（高血压、中风先兆）、口干舌燥、腰膝无力、头重脚轻等。

5. 加减天麻钩藤饮（摘录自《中医内科杂病证治新义》）

组成：天麻9克，钩藤15克，珍珠母（先煎）30克，菊花、龙胆草各9克，赤芍15克，川续断9克，夏枯草、青葙子各15克，苦丁茶9克。

用法：水煎服，每日1剂，日服3次。

主治：肝阳上亢之高血压。

第二节　冠状动脉粥样硬化性心脏病

一、概述

冠状动脉粥样硬化性心脏病（简称"冠心病"）属于中医学中"胸痹""心痛""心痹"范畴，是临床中最为常见的动脉粥样硬化性慢性疾病，其中最为严重的是急性冠脉综合征，严重威胁人类的健康。

二、临床表现

1. 气阴两虚型

患者通常会出现心悸乏力、胸闷隐痛等症状，并常伴有头晕目眩、自汗、手足心热等症。气虚则脾胃运化失调，清阳无法上达头目，导致头晕目眩、气短等症状。此外，由于阴液减少，脏腑功能减退，可出现五心烦热、潮热盗汗等症状。

2. 气虚痰浊型

患者临床主要表现为疲乏、气短、肢体困重、形体肥胖、舌淡或紫暗、苔厚腻、脉弦滑等。痰性重浊黏滞，导致胸阳心脉受阻，气机不畅，出现胸闷、胸痛症状；痰湿困脾导致肢体困重，久痛入络则痛引肩背；久病，心脾气虚，故疲乏、气短。

3. 气虚血瘀型

临床所见冠心病证型多为血瘀证，主要表现为胸胁或其他部位疼痛，固定不移、拒按，舌淡暗或有紫斑、紫点，脉涩。

4. 肾虚血瘀型

临床上此证型主要表现为腰膝酸软、舌红少苔、脉沉细数等症状。此外，肾虚血瘀证也包括肾阳虚血瘀，表现为畏寒、四肢凉、少汗等症状。

5. 气滞寒凝型

本证型患者以胸闷如绞、感寒痛剧为主要症状，或可兼面色苍白，四肢不温，胸痛彻背，背痛彻心等症状，舌质淡红，苔白，脉沉细或沉紧。患者素体阳虚，易生寒邪，导致胸阳阻滞，阳气不达四末，故四肢不温；复感寒邪，可突发绞痛，又因体弱气虚，虚实夹杂，故疼痛时作时止；胸阳痹阻，气机不畅，进而产生胸闷、心悸等症状。

三、易发人群

（一）体质特征

冠心病与体质特征有关，冠心病患者的体质类型以气阴两虚型、气虚痰浊型、气虚血瘀型、肾虚血瘀型、气滞寒凝型为主。

（二）性格情志特征

性格情志因素与冠心病的发生密切相关，长期精神紧张或消极的精神状态，可引起体内代谢失调，生理功能紊乱，导致冠心病。

（三）年龄与性别特征

冠心病猝死率与年龄成正比。年轻男性患者比年轻女性患者多，但绝经后女性、60岁以上女性患冠心病的风险与男性几乎相等甚至更大。老年人更容易患心脏病。

（四）生活方式与环境特征

1. 饮食因素

饮食因素是冠心病发病的重要因素，如高盐饮食、摄入过多的动物内脏、过量饮酒等。饮食不节，嗜食肥甘厚腻，化生痰浊，饮酒过度、过食辛辣刺激食物，滋生痰热，均是致病的重要因素。

2. 生活习惯

生活不规律，长期熬夜，身体会分泌压力激素，进一步升高血压，进而增大心血管系统的压力。年轻人如果经常性熬夜、吸烟、酗酒、暴饮暴食等，会增加患冠心病的风险。

3. 环境因素

冠心病的发病与环境有关，其在寒冷地区的发病率比在温暖地区要高，在气候变化剧烈的地区发病率更高。

（五）家族遗传特征

冠心病的出现除了吸烟、饮酒、不健康饮食等可逆转的引发原因外，遗传因素也是重要原因。如果家族中有冠心病患者，特别是直系亲属发生冠心病的情况下，孩子发生冠心病的概率要比没有家族病史的人群高很多。

四、调养方法

（一）情志调治

情志调和，则气机疏畅，血脉通利。恐惧焦虑、脾气暴躁、性格乖戾、情绪激动、精神紧张，是冠心病发生的重要诱因。要控制情绪，自我克制，注意保持良好的情绪，理智控制情感的发作，戒急躁动怒、情绪激动，凡事要忍耐，以宽宏包容之心待人处事。注意身心调养，保持乐观豁达、精神舒畅，心境平和有助于冠心病的防治。

（二）起居调治

患者生活要有规律，保持良好的生活习惯，按时作息，做到劳逸结合、劳逸有度，应避免体力或脑力过于劳累，注意充分休息，精神松弛；注意气候变化，防寒保暖降脂，以防血压升高；注意适度运动，锻炼身体，减肥降脂。

（三）饮食调治

饮食宜清淡素食为主，少食肥甘、油腻、辛辣之品，戒烟限酒，控制饮食，不宜过饱，更不可暴饮暴食；多吃维生素含量丰富及纤维素多的新鲜蔬菜和水果；限制进食高热量、高脂肪、高胆固醇的"三高"食品；饮茶宜清淡，忌饮浓茶、浓咖啡或含过多碳水化合物的饮料；食用油宜选择植物油，如豆油、菜籽油、玉米油等，有助于预防高血压及心脑血管的硬化，忌食荤油及油脂类食品、动物内脏；宜多吃杂粮少吃精制的米和面。

（四）药物调治

中药治疗冠心病应根据辨证分型合理使用药物，具体情况如下。

1. 气阴两虚型

治疗宜以补气益阴为原则，予人参芍药散加减对症治疗。药物组成：党参片30克，黄芪30克，当归20克，麦冬20克，白芍15克，五味子15克，丹参15克，炙甘草15克，玉竹15克，生地黄15克，黄精15克。

2. 气虚痰浊型

治疗应以祛痰化浊、补气养心为原则，选用温胆汤加减治疗。药物组成：清半夏20克，胆南星15克，陈皮15克，茯苓15克，党参片20克，丹参20克，川芎15克，甘草片15克。

3. 气虚血瘀型：

治疗宜以补气活血为原则，选用血府逐瘀汤加减。药物组成：党参片30克，黄芪30克，当归20克，桃仁20克，柴胡15克，川芎20克，地龙15克，麸炒白术15克，茯苓15克，甘草片15克。

4. 肾虚血瘀型

治疗应以补肾活血为原则，选用六味地黄丸加减。药物组成：熟地黄20克，牡丹皮15克，山药15克，山萸肉15克，枸杞子15克，女贞子10克，桃仁10克，鸡血藤10克。

（五）针灸调治

针灸对调治冠心病有很好的功效。冠心病的针灸治疗取穴主要以心包经、心经为主。其中心包经取穴主要是曲泽、内关、大陵等穴位。心经取穴以少海、神门穴位为主。取穴中以督脉、任脉、背部俞穴为辅。在督脉的针灸取穴以至阳穴为主。在任脉的针灸取穴以巨阙、膻中穴为主。背部俞穴以心俞穴、厥阴俞穴为主。

艾灸或者雷火灸是借助艾叶燃烧产生的热力对特定经络腧穴进行温熨，能调畅气机，温通经脉，从而治疗瘀血阻滞、心脉痹阻之证。传统艾灸、隔物灸、温针灸等都被证实对提高冠心病患者的生存质量具有确切的作用。选穴以内关、心俞、膻中、膈俞、足三里等为主，其中内关是使用频次最高的穴位。

（六）推拿调治

推拿按摩也是中医治疗冠心病的重要手段之一，其原理是通过推拿按摩来促进经络气血流通，调整机体功能，达到缓解症状的目的。常用的手法有揉、捏、摩、点等，这些手法可促进血脉通畅、缓解肌肉疲劳、调节神经系统等。

（七）娱乐调治

娱乐活动能陶冶性情，抒发健康的情感，消除神经紧张，调节神经内分泌。冠心病患者适宜参加轻松愉快的娱乐活动，如音乐、歌咏、看喜剧电影电视及戏剧相声小品、跳舞、游园等；书法、绘画、垂钓、养花鸟鱼等使人心神宁静，可以解除郁闷，对冠心病有益。可根据个人爱好和修养，选择合适的娱乐方式，达到轻松、自然、舒展的调治效果。

（八）其他调治

1. 足疗

足浴疗法是利用温热效应及中药的作用，对皮肤、经络、穴位进行刺激，可达到疏经通络、行气活血、平衡五脏的功效，能缓解冠状动脉不通畅所引发的症状。常用药物有丁香、半夏、白芷、吴茱萸、胆南星、红花等。

2. 耳穴压豆

使用王不留行籽贴压耳部的神门、交感、皮质下、心、肾、胸、肝等穴位，可疏通经络，活血化瘀，改善心肌缺血、缺氧，进而缓解胸闷、胸痛症状，尤其适用于冠心病伴发失眠、焦虑抑郁的患者。

3. 穴位贴敷

穴位贴敷的配方大多选用具有活血化瘀及芳香开窍之功

的药物，比如川芎、丹参、冰片等。穴位主要选择心俞、膻中、内关、至阳、厥阴俞、足三里等。

五、名家经验

河北省名中医曹东义教授认为，冠心病的治疗，要立足于整体观念，不是单一的活血化瘀。气为血之帅，气行则血行。有些人的病证是由于气虚血瘀，所以需要益气活血，如生脉饮、补中益气汤（肺心相关）；有些人属于脾虚痰湿瘀阻，需要健脾化湿，比如张仲景的瓜蒌薤白半夏汤、参苓白术散等就很合适（脾心相关）；有人有心衰，是因为肾虚水饮内停或者上犯，影响心血运行，就要补肾利水，用真武汤、五苓散等（肾心相关）；活血化瘀是从"肝主疏泄"着手，肝藏血，冠心病患者经常情绪过激，郁怒伤肝，就要用逍遥散之类，疏肝解郁、活血化瘀。总之，中医治疗冠心病不是一方一药，而是"牵一发动全身"的整体观念。

第三节 中风后遗症

一、概述

中风后遗症是指中风急性期过后某些症状或体征未消失，通常表现为半身不遂、一侧肢体活动受限、语言不利、口眼歪斜、偏身麻木疼痛，甚至感觉完全丧失、肢体瘫软无力或水肿、记忆力减退等。

二、临床表现

中风后遗症主要表现为肢体无力、言语障碍、性格改变，主观症状有头痛、眩晕、恶心、失眠、多梦、注意力不集中等。

三、易发人群

（一）体质特征

中风患者的体质类型以痰湿体质、气虚体质、瘀血体质及阴虚体质为主。其中痰湿体质者表现为形体肥胖、腹部肥满、口黏苔腻，为痰浊中阻，上蒙清窍，清阳不升所致；气虚体质者表现为形体消瘦或偏胖，体倦乏力，面色苍白，语声低怯，常自汗出，且动则尤甚，心悸食少，舌淡苔白，脉虚弱；瘀血体质者表现为血行不畅，以肤色晦暗、舌质紫暗等血瘀表现为主要特征；阴虚体质者表现为口咽干燥、手足心热，为肝肾阴虚，水不涵木，肝阳上亢所致。

（二）性格情志特征

急躁易怒的情志变化与中风发病关系密切。

（三）年龄特征

中风的发病率大多随年龄的增长而升高。中风容易发生于中年以后，25岁以前患中风或因中风致死者极少见，中年以后，年龄每增长10岁中风病的风险会增加3倍。

（四）生活方式与季节特征

1. 饮食因素

高盐饮食，过量饮酒，摄入过量的高脂肪、高胆固醇食物而致相应的微量元素缺失，易代谢紊乱，这些均是致病的重要因素。

2. 生活习惯

生活不规律，喜欢夜生活，睡眠不足；过度劳累；懒于运动，身体肥胖；喜爱饮酒聚餐、吸烟；爱好紧张刺激的电影、游戏，生活过度紧张等，均致人体气机紊乱，脏腑阴阳气血失调，导致疾病的发生。

3. 季节因素

中风的发病与季节有关。与中风发病最为密切的外邪是寒邪和热邪。外受寒邪则腠理闭塞，气血郁滞，营卫不和，经络痹阻不通，中风由此而发；血受热则煎熬成块，血瘀气滞而导致中风。与外邪相对应，中风高发的季节为冬季，其次为夏季。

四、调养方法

（一）情志调治

保持宁静淡泊、少思寡欲、恬淡虚无的心境，可预防中风发生；要控制情绪，自我克制，注意保持良好的情绪，理智控制情感的发作，戒急躁动怒、情绪激动，凡事忍耐，以宽宏包容之心待人处事。注意身心调养，保持乐观豁达、精神舒畅，心境平和有助于中风的防治。

（二）起居调治

患者生活要有规律，保持良好的生活习惯，按时作息，做到劳逸结合、劳逸有度，应避免体力或脑力过于劳累，注意充分休息，精神松弛；老年患者应行动宜缓，不要突然改变体位，起立、弯腰等动作一定要缓慢；要防止踩空、跌倒等意外发生；保持大便通畅，忌大便用力及长时间蹲厕，以免血压急骤升高而致脑卒中等；注意气候变化，防寒保暖。注意适度运动，锻炼身体，减肥降脂。

（三）饮食调治

饮食宜清淡素食为主，少食肥甘、油腻、辛辣之品，戒烟限酒，饮食不宜过饱，更不可暴饮暴食；多吃维生素含量丰富及纤维素多的新鲜蔬菜和水果；限制进食高热量、高脂肪、高胆固醇的"三高"食品；饮茶宜清淡，忌饮浓茶、浓咖啡或含过多碳水化合物的饮料；食用油宜选择植物油，如豆油、菜籽油、玉米油等，有助于预防高血压及脑血管硬化。

（四）药物调治

治疗中风后遗症，应根据辨证分型合理使用药物，具体情况如下。

1.天麻钩藤饮加减，主要有天麻、钩藤、石决明等药物。

2.补阳还五汤加减，以大量黄芪补气为主，最经典且最常用的方剂之一。

3.地黄饮子，以地黄为主药，滋补肝肾。

4.半夏白术天麻汤合桃红四物汤，达到祛痰、活血化瘀的双重功效。

5.镇肝息风汤，主要有牛膝、白芍等药物。

6.星蒌承气汤加减，主要有生大黄、芒硝、胆南星、瓜蒌等药物，可荡涤肠胃、通腑泄热、化痰。

（五）针灸调治

1. 中风后失语
选取哑门、风池、廉泉、通里、水沟为主穴进行针刺。

2. 中风后认知功能障碍
选取肩髃、肩髎、臑会、手三里、尺泽、合谷、伏兔等穴进行直刺。

3. 中风后便秘
采用俞募原配穴针刺治疗。俞穴，即膀胱经第一侧线上腰背部的穴位；募穴位于胸腹部。

4. 中风后抑郁

常用通督调神针法：针刺选取百会、委中、合谷、极泉、尺泽、完骨、三阴交、天柱、风池、内关和水沟穴。醒神开窍针法：内关、水沟、三阴交为主穴以醒脑开窍，滋补肝肾；极泉、尺泽、委中为辅穴以疏通经络。

（六）推拿调治

在辨证施予针灸的同时，以、擦、揉、捏拿、弹拨等手法推拿患侧肌肉群，并以啄法叩击殷门、委中、承山等穴。

（七）穴位敷贴

上肢瘫痪取外关、曲池为主穴，足三里、太冲、合谷等为辅助穴；下肢瘫取悬钟、阳陵泉为主穴，血海、伏兔、环跳为辅助穴。

（八）熏洗调治

取木瓜、川芎、三棱、丹参、地龙、桃仁、川乌、红花，捣碎成粉末状，倒入沸水浸泡30分钟。药液温度较高时对患肢进行熏蒸，待药液温度下降后，将患肢泡入药液，浸泡过程确保药液温度在42℃左右，使药液发挥最佳作用，每次浸泡30分钟，每日1次。

五、名家经验

河北省名中医曹东义教授认为，中风后遗症的调理要标本兼顾，立足于长远。重点是减少致残，重新回归社会和家庭，积极锻炼，采用针灸、按摩、中药调理，帮助患者畅通气血、平衡阴阳，提高生活能力，减少复发。

第四节　老年期痴呆（阿尔茨海默病）

一、概述

老年期痴呆是一种包括阿尔茨海默病、血管性痴呆、混合性痴呆及其他病因所引起的智力衰退疾病。这些疾病通常会慢慢加重，患者可能会出现记忆力减退、说话能力下降、数学能力减弱，以及日常生活技能下降等症状。有时候，他们的情绪和行为也会出现异常。

二、临床表现

中医观点认为，老年期痴呆主要是因为脑部问题。它的病因可以用"身体虚弱、痰湿聚积和血液循环不畅"来解释。脑部是我们智慧和记忆的中心，随着年龄增长，脑部的功能逐渐减退，导致记忆力减退。

三、易发人群

（一）体质特征

研究表明，阿尔茨海默病患者主要表现为阳虚质、痰湿质和阴虚质，而血管性痴呆患者则主要表现为阴虚质。此外，认知障碍的程度也会影响体质的分布。一项研究发现，轻至中度血管性痴呆患者以阴虚质为主，而重度血管性痴呆患者则以阴虚质和气滞质为主。

（二）性格情志特征

气郁质的人有一些特殊的心理特点，容易受到情绪的影响，可能会增加患认知功能障碍性疾病的风险。建议这类人可以通过一些方法来调节情绪，比如调整心态，适当参加一些游戏和智力训练等。

（三）年龄与性别特征

老年期痴呆通常出现在身体状况较差、禀赋不足的老年人身上，长期的疾病可能损害脾脏和肾脏功能，表现为脾肾功能不足。

（四）证候特征

老年期痴呆症的中医证候分类存在多种说法。根据《老年呆病的诊断、辨证分型及疗效评定标准》，可以将其分为以下几种证候。

1. 髓海不足

中医认为，肾主管骨髓的生成，而脑被称为髓海。如果肾精不足，就会影响髓质的生成，使脑髓不够充实，进而影响记忆功能，最终可能发展成痴呆的症状。

2. 心脾两虚

老年人如果经常忧虑，而且心脏和胃肠功能不好，可能会出现问题。心脏的气血不足会让人感觉没有精神，而脾胃虚弱则无法把食物转化为身体需要的能量，结果就是心灵得不到滋养，最后可能发展为痴呆症状。

3. 痰浊阻窍

老年人情绪不好，肝气郁结，导致脾胃功能变弱，无法处理体内多余的水分，就会产生痰湿，或者饮食不健康，吃了太多油腻食物，造成体内痰浊增多，痰湿滞留，影响大脑功能，最终可能导致痴呆症状的出现。

4. 气滞血瘀

老年人如果缺乏足够的运动，或者由于长期体弱，身体的基本能量不足，就会导致血液流通不畅，影响身体器官的正常运作，甚至影响大脑的血液供应。这种情况下，人可能会感到精神状态不佳，思维能力下降，最终可能发展成痴呆症状。

四、调养方法

（一）情志调治

研究表明，焦虑、抑郁等消极情绪在老年期痴呆症（阿尔茨海默病）的发病中扮演着重要角色。因此，重视患者的心理健康问题，给予适度的心理抚慰至关重要。正确的心理干预和精神支持对患者和其家庭成员都非常必要。

（二）起居调治

随着年龄增长，老年人的身体健康会逐渐下降，但通常能够保持一定的平衡，即使有疾病也不会明显影响日常生活。然而，如果没有干预，身体的平衡会逐渐恶化，认知功能会下降，可能最终导致痴呆。

调查发现，晒太阳可以减轻老年期痴呆的程度。明亮的阳光可以促进人体的活力，提供人体所需的营养物质和能量（比如钙等），促进血液循环。

（三）饮食调治

中医的药膳、药茶等对防治老年期痴呆有良好的效果。人参、刺五加、银杏等具有益智和提高记忆力的效果。黄芪有免疫增强和免疫调节作用。枸杞常用于治疗老年期痴呆肝肾亏虚兼有心烦消渴等症。炙远志有利九窍、益智慧、聪明耳目等功能。

（四）药物调治

1. 益气健脑汤

黄芪30克，葛根10克，丹参20克，山楂10克，桑寄生10克。这个配方主要具有补气活血、益心健脑的作用。

2. 补中益气汤和归脾汤

两方具有抗衰老和抗氧化作用，对早老性痴呆、神经衰弱和健忘具有疗效。

3. 六味地黄丸

六味地黄丸在治疗老年期痴呆，提高患者生活质量及生活能力方面优于西药脑蛋白水解物的疗效。

4. 中成药复方苁蓉益智胶囊

中成药复方苁蓉益智胶囊与西药盐酸多奈哌齐联合治疗老年期痴呆，临床总有效率高，患者的记忆力及生活自理能力明显改善。

5. 固本健脑液

固本健脑液包含党参、枸杞、山楂、酸枣仁、茯苓等中药材，具有健脾补肾、祛痰活血的功效，可以改善患者的记忆力及生活自理能力。

6. 麻黄附子细辛汤加减方

本方可治疗不同症状的老年期痴呆，对抑郁、瘀血、气短乏力、睡眠不佳等症状，疗效显著。

7. 补肾益智汤

补肾益智汤包含熟地黄、枸杞、当归、川芎、水蛭、柏子仁等中药材，结合西药吡拉西坦片进行治疗，可以改善记忆力、判断力及生活自理能力，疗效明显。

8. 补肾活血方

补肾活血方包含熟地黄、补骨脂、菟丝子、肉苁蓉、淫羊藿、枸杞、桃仁、红花等中药材。

9. 醒神复聪汤

组成：当归10克，制首乌20克，炒远志10克，珍珠母（先煎）30克，桑椹子10克，天麻10克，茺蔚子10克，菖蒲10克，钩藤（后下）10克，白蒺藜15克，炒枣仁20克，瓜蒌30克，肉苁蓉30克，川芎10克，菊花10克。本方以滋补肝肾，填精健脑为主。

10. 理中丸

理中丸是治疗中焦虚寒证的经典名方。由人参、干姜、白术、甘草四味药物组成，具有温中祛寒、补气健脾的功能。

11. 肾气丸

组成：干地黄240克，山药、山茱萸各120克，泽泻、茯苓、牡丹皮各90克，桂枝、附子（炮）各30克，具有补肾助阳之功效。

（五）针灸调治

1. 补髓开窍法针刺治疗，取水沟、内关（双）、三阴交（双）、涌泉（双）、神庭、四神聪、百会、合谷（双）、太冲（双）、悬钟（双）。

2. "三焦针法"取气海穴、膻中穴、中脘穴、足三里穴、外关穴等。

3. 百会、神庭、水沟为主穴，搭配神门、间使穴。

4. 温针灸法，取百会穴、四神聪穴、悬钟穴、太溪穴等。气血不足加膈俞穴、气海穴；肝肾亏虚加肝俞穴和三阴交穴。足三里穴、太溪穴、悬钟穴及大钟穴使用温针灸2壮。

5.益气调血扶本培元，选择穴位包括膻中、气海、中脘、血海、足三里等。针刺方法包括捻转补法和捻转泻法。

6.针刺前发际至枕外隆凸之间的督脉及双侧膀胱经脉循行线三线，可治疗血管性痴呆。

7.老年期痴呆，以风池、完骨、天柱为主穴，用平补平泻法。

8.灸法，具体穴位包括百会、神庭、大椎，以及根据具体症状进行的配穴，如肝肾亏虚加肝俞、肾俞，痰浊堵塞加丰隆、中脘，气虚加气海等。

（六）推拿调治

中医经络刮疗治疗老年期痴呆，可以改善临床症状，操作简单，安全可靠。足反射法、经络按摩法及刮痧术，应用足部反射区域的按摩、经络按摩和刮痧术治疗早期老年期痴呆，可以促进身体的放松，改善精神状态。

（七）其他调治

1. 高压氧疗法

作用是增加血液中氧气含量，提高所需氧气的纯度和浓度。这样可以增加血液中氧气的压力和有效扩散范围，从而提高身体内的携氧能力，改善大脑缺氧情况。

2. 耳穴埋籽及穴位按摩

在常规护理的基础上，通过耳穴埋籽和按摩穴位来治疗老年期痴呆，可以提高患者的认知功能和社会生活能力。

3. 经络搭桥

通过连接机体病变局部两条及两条以上的经络，促进经络间气血的流通，防治早期老年期痴呆症。常以督脉为基准线，连接足太阳经、阳明经和少阳经，治疗后可以使患者提高记忆力、改善精神状态和增强食欲。

五、名家经验

河北省名中医曹东义教授认为，痴呆既可以因为心神不足引起，也可以由气滞血瘀造成，也和肾精亏虚有一定关系。因此，痴呆的治疗要立足于早期预防，养生首先是养神。所以，心胸开阔，不要悲观，要关心家事、国事、天下事，还要注意健身锻炼，服用益气活血的中药，这些对养心安神都有一定帮助。

第五节　围绝经期综合征

一、概述

围绝经期综合征是指妇女绝经前后出现性激素波动或减少所致的一系列躯体及精神心理症状。临床以月经改变、血管舒缩症状、精神神经症状、泌尿生殖道症状、心血管疾病、骨质疏松为特征。其属于中医"绝经前后诸症"范畴。

二、临床表现

（一）近期症状

1. 月经紊乱

月经周期改变是绝经过渡期出现最早的症状，由于无排卵，表现为月经周期不规则、经期持续时间长及经量增多或减少。

2. 血管舒缩症状

血管舒缩症状主要是潮热、汗出，为雌激素减低的特征性症状。其特点是反复出现短暂的面部和颈部及胸部皮肤阵阵发红，伴有烘热，继之出汗，一般持续1~3分钟，每日发作数次甚至十余次或更多，夜间或应激状态易促发。该症状可持续1~2年，有的长达5年或更长时间。

3. 自主神经失调症状

常出现心悸、眩晕、头痛、失眠、耳鸣等症状。

4. 精神神经症状

注意力不易集中，记忆力减退，情绪波动大。表现为激动易怒、焦虑不安或情绪低落、抑郁、不能自我控制等情绪症状。

（二）远期症状

1. 泌尿生殖道症状

出现阴道干燥、性交困难及反复阴道感染等泌尿生殖道萎缩症状，排尿困难、尿痛、尿急等反复发生。

2. 骨质疏松

绝经后妇女雌激素缺乏使骨质吸收增加，导致骨量快速丢失而出现骨质疏松。50岁以上妇女半数以上会发生骨质疏松，多出现在绝经后5~10年内，最常发生在椎体。

3. 阿尔茨海默病

阿尔茨海默病是老年期痴呆的主要类型。绝经后期妇女比老年男性罹患率高，这可能与雌激素水平降低有关。

4. 心血管病变

绝经后妇女动脉硬化、冠心病的患病率较绝经前明显升高，可能与雌激素低下和雄激素活性增强有关。

三、调养方法

（一）常规调养

普及卫生知识，提高妇女对本综合征的认识。精神安慰，以消除顾虑，调整心态。鼓励适度参加文娱活动，增加日晒时间，摄入足量蛋白质及含钙丰富食物，预防骨质疏松。加强卫生宣教，使妇女了解围绝经期正常的生理过程，消除其顾虑和精神负担，保持心情舒畅，必要时可给予心理疏导。积极参加适当的体育锻炼，增强体质，增强抵抗力，防止早衰。应适当限制高脂、高糖类物质的摄入，注意补充新鲜水果蔬菜及钙、钾等矿物质。定期进行体格检查，尤其要进行妇科检查，包括防癌检查，必要时进行内分泌检查。本病持续时间长短不一，短则几个月或2~3年，严重者可长达5~10年，病程长、症状重、疗程较长者尤其要注意心理调治。

（二）针刺调治

1. 针刺五俞穴

主穴：肾俞、肝俞、心俞、脾俞、肺俞，均取双侧。配穴：潮热汗出加然谷、阴郄；失眠加神门；易激动、抑郁、疑心者加内关；泌尿系统感染者加中极。

2. 腹针疗法

主穴：引气归元穴。配穴：商曲（双）、滑肉门（双）、气旁（双）。

（三）耳穴贴压

主穴：肾、肝、内生殖器官、内分泌、皮质下。配穴：情绪激动者加神门、心、交感；心悸者加心、交感；血压高者加耳尖、降压沟；潮热者加交感、肺；耳鸣者加内耳。

（四）药膳调补

1. 莲子桂圆粥

莲子50克，桂圆肉30克，冰糖适量。将去皮带心的莲子磨成粉，用适量清水调成糊状，与桂圆肉同入沸水中煮粥，加入冰糖溶化即可食用。

2. 银耳蛋奶粥

银耳30克，鹌鹑蛋5个，牛奶150毫升，白糖适量。银耳水发后加水适量，小火焖煮2小时，鹌鹑蛋打入碗内，加糖搅匀后放入银耳汤中，再加入牛奶，煮开即可食用。

3. 黑木耳枣粥

黑木耳30克，红枣20枚，大米100克，冰糖150克。木耳水发后撕成小块，红枣水泡后去核切丁，加糖浸20分钟。木耳与大米共熬成粥，调入枣丁，加入冰糖，再煮20分钟即可食用。

四、名家经验

1. 名老中医梁剑波经验方（摘录自《首批国家级名老中医效验秘方精选》）

治疗心肾不交型围绝经期综合征：玄参10克，丹参10克，党参10克，天冬5克，麦冬5克，生地黄12克，熟地黄12克，柏子仁10克，酸枣仁10克，远志5克，当归3克，茯苓10克，浮小麦10克，白芍10克，延胡索6克，龙骨15克，牡蛎15克，五味子5克，桔梗5克。

随症加减：如自汗不已，可加麻黄根；面颊潮红，可加牡丹皮、地骨皮；带下过多，可加海螵蛸、芡实；头晕眩加天麻。

2. 名老中医吕承全经验方（摘录自《首批国家级名老中医效验秘方精选》）

治疗更年期特发性水肿、高脂血症、甲状腺功能减退症、冠心病等：郁金10克，三棱10克，莪术10克，丹参30克，川大黄10克，肉苁蓉10克，巴戟天10克。

随症加减：如胁肋胀痛、烦躁易怒、腹胀嗳气者，加柴胡、白芍、青皮、枳壳、半夏之类；脾胃虚寒、大便溏泄者，去川大黄，或改用大黄炭；瘀肿较重者，加山药、薏苡仁、茯苓、泽泻；神疲胸闷、心悸气短者，加党参、麦冬、五味子；失眠健忘、心悸怔忡者，加炒枣仁、柏子仁、何首乌；脘腹胀闷，纳食减少，嘈杂嗳气者，加砂仁、炒麦芽、鸡内金；头晕目眩者，加夏枯草、珍珠母、白芍、川芎、白附子；颜面潮红、五心烦热、烦躁出汗者，加知母、黄柏；舌有瘀斑、行经腹痛、经下瘀血者，加泽兰叶、川牛膝、桃仁、红花之类。

3. 名老中医凌绥百经验方（摘录自《首批国家级名老中医效验秘方精选》）

治疗肾虚型围绝经期综合征：沙参20克，熟地黄20克，山药20克，枸杞20克，菟丝子20克，五味子15克，女贞子15克，桑椹子15克，当归10克，茺蔚子20克，柏子仁12克，夜交藤20克。

随症加减：若肾偏阴虚，去当归，加麦冬、知母各15克，龟甲20克；偏阳虚去茺蔚子、柏子仁，加山萸肉、附子各10克，肉桂5克；心肾不交加远志、朱砂各10克；肝肾阴虚去当归、五味子、菟丝子，加石决明、旱莲草、夏枯草、珍珠母各15克。

第六节　血脂异常

一、概述

血脂异常是血液中的胆固醇、甘油三酯等脂质的水平异常，其中总胆固醇（TC）、甘油三酯（TG）、低密度脂蛋白胆固醇（LDL-C）升高，而高密度脂蛋白胆固醇（HDL-C）降低。这种情况可以分为原发性和继发性两种，在临床上会有不同的表现。

二、临床表现

现代医学认为，血脂异常是指血浆中脂类的质量和数量出现问题，比如高密度脂蛋白过低、血脂代谢紊乱，以及甘油三酯和总胆固醇异常转运等。

三、易发人群

（一）体质特征

研究指出，肾脏在身体里扮演着阳气的角色，是各种生命活动的源泉，也是内脏器官的根本。如果肾气不足，可能会导致内脏功能异常。阴阳失衡容易引发血脂异常，肾功能的正常与否会影响血脂水平。血脂异常的基本病理变化主要表现为肝郁、肾虚、脾气运转不畅和心血瘀阻。

（二）年龄与性别特征

随着患者年龄的增长，血液中的胆固醇、低密度脂蛋白和甘油三酯等指标升高，而高密度脂蛋白指标持续下降。根据中医的研究观点，超过40岁后，人体的肾气逐渐虚弱衰退，导致津液代谢失调，同时身体内部也会产生痰湿，这些痰湿会凝聚并形成血脂。因此，中年后许多人出现血脂异常。

（三）生活方式与环境特征

久坐少动、好逸恶劳会导致身体内气血流通不畅，影响胃肠消化吸收功能，加重血液淤积问题。适当的运动可以促进胃肠消化功能，增加身体对营养物质的需求。

（四）家族遗传特征

研究显示，大多数血脂异常患者的根源可以追溯到遗传基因缺陷，这些基因是从父母那里继承而来的，主要由先天因素所决定。目前已知由单一基因缺陷引起的血脂异常疾病有20多种。

四、调养方法

（一）情志调治

气机不畅，可能会导致肝胆气郁不畅；或者因为气机不通畅导致脾胃问题进而影响肝胆，导致气滞血瘀。无论是情绪还是意志，都要适度调整，避免过度或不足，以免影响身体健康。

对高脂血症患者来说，在情志调节方面，应该保持内心平静，远离社会的不良影响，摒弃私欲杂念，以免伤及身心健康。

（二）起居调治

保持规律且合理的作息时间是很重要的，通常晚上睡觉的时间不要超过23点，早上起床也不要晚于7点。这与中医学中的时辰养生原理有关，指的是我们的身体需要与自然的气候变化协调一致。

另外，要注意顺应气候、天气的变化，做到"顺四时而适寒暑"。比如，春天要保持早睡早起，多在户外活动，以促进精神的生机；夏天要避免日晒，保持心情平和，促进健康成长，保持体内的热气得以释放；秋天则要早睡早起，鸡鸣时起床，保持内心安宁，收敛神气；冬天则要早睡晚起，等到日光出现后再起床，保持内心沉静。在疾病预防方面，要避免虚弱而受邪风侵扰，及时躲避有害之时。

（三）饮食调治

在饮食方面，要控制食物的摄入量，选择食物的种类和搭配要根据个人情况而定，一般来说，选择低脂、低糖的食物比较好。此外，还要注意进食的时间，比如进食的时间点和进食所花费的时间等。

　　研究表明，一些食物确实具有调节血脂的作用，如菇类、菌类、鱼类和豆类等。在日常饮食中，只要不违背均衡饮食的原则，并有选择地摄入这些食物，对控制血脂是有帮助的。然而，需要提醒大家的是，不要过于依赖食物来调节血脂。当血脂异常时，单纯依靠摄入具有调脂作用的食物往往达不到理想效果。除了饮食调节外，还应结合其他健康生活方式，如适量运动、合理的营养摄入及遵循医生的建议综合管理血脂水平。注重整体的生活方式和健康管理是维护血脂平衡的关键。

（四）药物调治

　　有很多中药类调脂药可供选择，例如，血脂康胶囊、脂必妥片、荷丹片、绞股蓝总苷片、血滞通胶囊等，此外，还有许多复方制剂。这些药品大都是综合考虑个体体质、气血状态及五脏功能等方面的因素，以达到维持血脂平衡的目的。

　　可以用于调整血脂的中药：茯苓、薏苡仁、泽泻、猪苓、虎杖、车前子、瓜蒌、竹茹、桔梗、红曲、丹参、银杏叶、厚朴、陈皮、绞股蓝、人参、何首乌。此外，当归、五加皮、山楂、川芎、荷叶、沙棘、大豆、薤白、柴胡、女贞子、三七、决明子等也具有降脂作用。

　　可以治疗血脂异常的中药复方制剂：

1. 健脾降浊方

　　由党参、白术、茯苓、陈皮、半夏等组成，可健脾益气，有助于改善血脂异常。

2. 补肾填精方

由淫羊藿、何首乌、枸杞子、肉苁蓉、泽泻组成，可用于补肾填精，有助于调节血脂。

3. 疏肝理气方

由柴胡、丹参、山楂、蒲公英、枳壳、首乌等组成，可用于疏肝理气，有助于调节血脂异常。

4. 祛痰化浊方

由山楂、决明子、乌龙茶等组成，可用于祛痰化浊，治疗痰浊内阻引起的血脂异常。

5. 活血化瘀方

由丹参、大黄等组成，可用于活血化瘀，有助于调节血脂异常。

（五）针灸调治

针刺阴陵泉、命门、关元、三阴交、飞扬、太溪、丰隆、太白、中极、肾俞、中脘、脾俞等穴位，在命门、肾俞、中脘、中极、关元等穴上施以温针灸，可以改善肥胖症状。

针刺中脘、气海、关元、下脘、五枢、带脉、风市、足临泣、足三里和三阴交等穴，可以改善肥胖和身体质量与体质指数。

针刺天枢、冲阳、阳陵泉、太白、气海、中脘、三阴交、丰隆、足三里等穴位，并对足三里、中脘、气海三个穴位施行温针灸，可以改善患者的肥胖及脂质指标。

针刺中脘、水分、天枢、大横、关元、曲池、支沟、内庭、丰隆、足三里、三阴交等穴，可以降低腹部脂肪厚度。

隔姜灸治疗：选用大椎、膈俞、脾俞、肾俞、中脘、神阙、关元等穴位进行隔姜灸治疗，对降脂有显著疗效。该方法不仅能改善肥胖程度和血脂异常情况，还能促进体内免疫状态和血糖血脂代谢的良好调节。

（六）推拿按摩调治

1. 按摩腹部

双手对搓至温热，然后用一只手掌贴在肚脐上，以顺时针和逆时针方向按摩腹部，每种方向各进行2～3分钟。

2. 叠揉中脘

双手以拱形相叠，放在中脘穴上，以穴位为中心逆时针旋转，缓慢揉动，每分钟进行20～30次，治疗时间约5分钟，用以调理脾胃，畅通中焦脾胃。

3. 提拿腹肌

双手同时用力，拇指和食指相对，提捏任脉经过的肌肉，用力点在上腹中脘穴和下腹气海穴处，反复操作20～30次。

4. 按摩腹部

双掌相对，协调搓擦，自上而下斜行操作，从胁部向腹部，以舒适的热度进行。

5. 推拿腹部

右手呈拱状放在神阙穴上，左手叠加于右手，横向推向右腹部，再回拉至左腹部，如此反复5次，治疗时间约2分钟，用以调和诸经。

6. 层按气海

左手中指放在气海穴上，右手小指叠在其上，其他四指自然放在腹壁上，配合呼吸，呼气时下压，向脊柱徐徐施力，按压感到腹主动脉搏动最强后稍减弱时，维持一段时间，感到酸麻或热感后，右手随吸气徐徐抬起，治疗时间约5分钟。

7. 分腹阴阳

用两只手的拇指轻触腹壁，从剑突下部到季肋下缘，施加轻微压力，从内侧上斜行向外下，进行20~30次。

（七）动静调治

作息时间是针对我们的精神状态，而运动则是针对我们的身体健康。通常每天至少要有30分钟的有意识的体育活动，或者进行有氧运动，这对我们的身体非常重要。有规律地运动有助于促进或恢复血液和气体在身体中的运行。

（八）熏浴调治

荷叶15克，防己10克，柏子仁15克，泽泻10克，加水3000毫升，煮沸15分钟，去渣取汁，兑热水3000毫升，蒸气熏蒸全身，温后洗浴全身。

五、名家经验

河北省名中医曹东义教授认为，血脂异常与饮食不当，脾虚生痰，水湿内停有关，脾主运化，司大腹，输精气于肌肉四肢，脾失健运，多湿少动，就会发生血脂异常，日久则导致肥胖。治疗本病，要注意饮食，也可以用中药健脾利湿，化瘀祛浊。

第七节　糖尿病

一、概述

糖尿病（Diabetes Mellitus，DM）是一组由多病因引起的以慢性高血糖为特征的代谢性疾病，是由于胰岛素分泌和 /或利用缺陷引起。糖尿病是由遗传和环境因素的复合病因引起的临床综合征，但目前其病因和发病机制仍未完全阐明。中医学认为，糖尿病属"消渴"范畴。

糖尿病的诊断标准为有糖尿病症状及随机血糖 ≥ 11.1mmol/L，或空腹血糖（PFG）≥ 7.0mmol/L，或葡萄糖耐量试验 2 小时血糖（2hPG）≥ 11.1mmol/L（世界卫生组织糖尿病专家委员会报告，1999 年）。

二、临床表现

糖尿病患者血糖升高后因渗透性利尿引起多尿，继而口渴多饮，渐见乏力、消瘦，儿童生长发育受阻，患者常有易饥、多食，故糖尿病的临床表现常被描述为"三多一少"，即多尿、多饮、多食和体重减轻。患者可有皮肤瘙痒，尤其是外阴瘙痒。血糖升高较快时可致视物模糊。许多患者无任何症状，仅于健康检查或因各种疾病就诊化验时发现高血糖。

中医认为，口渴多饮、多食易饥、尿频量多、形体消瘦或尿有甜味等具有特征性的临床症状，是诊断消渴病的主要依据。有的患者初起时"三多"症状不著，但若于中年之后发病，且嗜食膏粱厚味、醇酒炙煿，以及病久并发眩晕、肺痨、胸痹心痛、中风、雀目、疮痈等病证者，应考虑消渴的可能性。

三、易发人群

1. 肥胖人群

近年来，我国糖尿病患病率呈现快速增长趋势。另外，儿童和青少年2型糖尿病的患病率显著增加，目前已成为超重和肥胖儿童的关键健康问题。

2. 有糖尿病家族史者

由于本病的发生与禀赋不足有较为密切的关系，故有糖尿病家族史者应该被重点关注。

3. 饮食不规律，饥饱无度，暴饮暴食者

四、调养方法

消渴病的预防十分重要。日常生活应保持起居有常，动

静结合，调节情志，劳逸适度，避免外邪侵入机体。提倡合理膳食，避免过食肥甘，戒除吸烟饮酒等不良习惯，增加体力活动，参加体育锻炼，防止和纠正肥胖。中老年人定期进行健康体检，以发现和治疗高血压、高血脂和冠心病。

既病之后，当保持心情舒畅，避免紧张恼怒。根据病情轻重，配合体育锻炼，但不宜过度疲劳。节制性生活，免伤肾精。消渴而尿糖高者，尤须重视饮食治疗，控制糖类、淀粉类食物的摄入量。肥胖者尚须控制体重的增加，一般以进食蔬菜、豆类、瘦肉、鸡蛋、植油为宜，禁食辛辣刺激食品，戒烟酒。

五、名家经验

（一）柴瑞霭经验

柴老师主张淡素饮食，力戒肥甘厚味、暴饮暴食，崇尚饮食清淡，膳食平衡。《素问·脏气法时论》记述："毒药攻邪，五谷为养，五果为助，五畜为益，五菜为充，气味合而服之，以补益精气"，已经包含着在食养中饮食调配要求营养全面、合理的认识。

柴老师认为，应当杂食，什么都吃，但不宜过饱，吃七八成就好；亦宜清淡、少食油腻，以素食为主，以五谷为主，鱼、肉、奶、蛋亦不可少，但不可过。饮食的基本原则是要杂食，五谷全；宜清淡，少油肉；多蔬菜，少奶蛋；常豆类，干鲜果。他认为，东方人和西方人体质不一样，饮食习惯也不一样，早上应该喝一碗小米粥。质地好的小米熬煮成粥，上面浮着一层细腻、黏稠、形如膏油的粥油，可与人参汤媲美，又性味平和适口，有补中益气、健脾和胃、补益肾精、益寿延年的功效，且没有人参的甘壅化热弊端，能使人体脾常健运，胃常能消，水谷精微输布全身，使后天脾胃常立于不败之地。

（二）黄文政经验

1. 重视疾病

糖尿病的危害在于它的严重并发症，表现为对人体心、脑、肾等重要脏器的损害，患者要积极对待；糖尿病是慢性疾病，治疗上要求长期性，患者要有耐心，不能因为病情波动而放弃治疗，要有控制好疾病的信心。要规律检查，平时注意监测血压、体重、空腹血糖、餐后血糖等，每隔一段时间就要查一下糖化血红蛋白、血清总胆固醇、甘油三酯。

2. 规律锻炼

加强身体锻炼，并持之以恒。运动量要根据个人情况而定，量力而行，以避免出现低血糖现象。不要在空腹时运动，运动时要随身带一些糖块或甜点，以备出现低血糖症状时应急食用。患者应熟悉低血糖症状，以避免出现严重危害。

3. 饮食调养

糖尿病患者的饮食除了一般控制热量的要求外，也要注意戒酒。啤酒、白酒都不要喝，红酒可以少量饮用。不仅要忌食糖及甜点，还应忌食含糖量高的水果。辛热的食物及助热的食物即使在控制总食量的情况下也不要食用。

4. 情绪调养

要保持健康的情绪，心情舒畅，起居规律，节制房事，以避免伤及正气及阴津。

第八节　慢性阻塞性肺疾病

一、概述

慢性阻塞性肺疾病（chronic obstructive pulmonary disease，COPD）简称慢阻肺，是一种常见的、可以预防和治疗的疾病，其特征是持续存在的呼吸系统症状和气流受限，通常与显著暴露于有害颗粒或气体引起的气道和/或肺泡异常有关。肺功能检查对确定气流受限有重要意义，在吸入支气管扩张剂后，第一秒用力呼气容积（FEV_1）占用力肺活量（FVC）之比值（FEV_1/FVC）＜70%，表明存在持续气流受限。

一些已知病因或具有特征病理表现的疾病也可导致持续气流受限，如支气管扩张症、肺结核纤维化病变、严重的间质性肺疾病、弥漫性泛细支气管炎及闭塞性细支气管炎等，但均不属于慢阻肺。

二、临床表现

本病起病缓慢，病程较长，早期可以没有自觉症状。其主要症状包括：

1. 慢性咳嗽

随病程发展，咳嗽可终身不愈，常晨间咳嗽明显，夜间阵咳或排痰。

2. 咳痰

一般为白色黏液或浆液性泡沫性痰，偶可带血丝，清晨排痰较多。急性发作期痰量增多，可有脓性痰。

3. 气短或呼吸困难

早期在较剧烈活动时出现，后逐渐加重，以致在日常活动甚至休息时也感到气短，是慢阻肺的标志性症状。

4. 喘息和胸闷

部分患者特别是重度或急性加重者出现喘息。

5. 其他

晚期患者有体重下降、食欲减退等。

三、易发人群

慢阻肺多为中年发病，症状缓缓进展，患者多有长期吸烟史。

慢阻肺是呼吸系统疾病中的常见病和多发病，在我国，慢阻肺是导致慢性呼吸衰竭和慢性肺源性心脏病最常见的病因，约占全部病例的80%。因肺功能进行性减退，严重影响患者的劳动力和生活质量。

四、调养方法

1. 预防

（1）戒烟是预防慢阻肺最重要的措施，在疾病的任何阶段戒烟都有助于防止慢阻肺的发生和发展。

（2）控制职业性或环境污染，减少有害气体或有害颗粒的吸入。应做好工厂、矿山粉尘和有害气体的处理，如采用湿式作业、密闭尘源、加强通风和个人防护。

（3）积极防治婴幼儿和儿童期的呼吸系统感染。

（4）预防呼吸道感染，包括病毒、支原体和细菌感染。

（5）加强体育锻炼，增强体质，提高机体免疫力和耐寒能力，这样既可帮助改善机体的一般状况，还可以预防感冒和呼吸道感染。

（6）对于有慢阻肺者和高危人群，应定期进行肺功能监测，以尽可能早期发现慢阻肺并及时予以干预。慢阻肺的早期发现和早期干预十分重要。

此外，提高患者的生活水平，增加营养，加强卫生健康教育，改善工作环境与条件，养成良好的卫生习惯等，对本病的防治均具有重要意义。

2. 中医调护

（1）平时要慎风寒，适寒温，注意对肺、脾、肾三脏的调理，提高机体抗病能力。

（2）平时应避免劳欲过度，适当参加体育锻炼，增强体质，调节情志，注意保暖。

（3）饮食宜清淡而富于营养，忌食辛辣香燥、酸咸肥甘、生冷黏腻之物及发物等，杜绝生痰之源，戒烟酒。

（4）已病则应注意早期治疗，力求根治，尤需防寒保暖，防止受邪而诱发，房事有度，调节情志。

（5）加强体育锻炼（练习呼吸操、太极拳），增强体质，提高机体的抗病能力，但活动量应根据个人体质强弱而定，不宜过度疲劳。秋冬季节，慢性肺系疾病患者尤其是慢性阻塞性肺疾病患者不适合在早晨进行运动锻炼，建议慢阻肺患者选择在下午2~4点进行锻炼。

（6）从经络学角度来看，肺经运行的时间是凌晨3~5点，该时间段肺的经气最旺，若在此时段醒来说明气血不足。因此，凌晨3~5点应保持良好的睡眠深度，避免过度耗伤肺气。

五、名家经验

马艳东经验

马教授针对慢阻肺提出要"适寒温，呵护娇脏养肺气"。因肺为娇脏，乃清虚之体，不耐寒热，外合皮毛，与天气直接相通，故外感六淫之邪皆易犯肺而致病，特别是寒热两邪气，更易伤肺，使人出现咽痛、咳嗽、咳痰、哮喘、咯血等症，肺气久伤，不能固护和敛降，而成肺痿、肺胀、肺癌等。

调养肺气第一要顺四时而适寒温，呵护肺之娇脏。要做到注意天气变化，注意环境卫生，不贪凉露宿，不冒风淋雨。第二要戒烟。吸烟是一种不良嗜好，烟雾对气道损伤最重，长期吸烟，会使肺脏痰阻气壅，影响肺之功能，出现呼吸困难、动则气喘等衰老表现。有资料表明，长期吸烟者慢阻肺的发病率是不吸烟者的数十倍，所以为了健康和长寿，请尽早戒烟。第三，少食辛辣燥烈之品，这些食品会直接刺激人的咽喉，引起咳嗽。

第九节 支气管哮喘

一、概述

《2002年全球哮喘防治创议修订版》中对支气管哮喘的定义为由多种细胞及细胞组分参与的慢性气道炎症，此种炎症常伴随引起气道反应性增高，导致反复发作的喘息、气促、胸闷和/或咳嗽等症状，多在夜间和/或凌晨发生，此类症状常伴有广泛而多变的气流阻塞，可以自行或通过治疗而逆转。

中医学中的哮病与喘证相当于西医学的支气管哮喘。哮病是一种发作性的痰鸣气喘疾患，发时喉中哮鸣有声，呼吸气促困难，甚则喘息不能平卧。喘证是以呼吸困难，甚至张口抬肩，鼻翼扇动，不能平卧为特征的病证。喘即气喘、喘息，是多种疾病的一个症状，有轻重之别。

二、临床表现

1.典型的哮喘表现为发作性咳嗽、胸闷及呼吸困难。部分患者咳痰，常为白黏痰，质韧，有时呈米粒状或黏液柱状。

本病常由气候突变、饮食不当、情志失调、劳累等诱发，发作时的严重程度和持续时间个体差异很大，轻者仅有胸部紧迫感，持续数分钟，重者极度呼吸困难，持续数周或更长时间。本病发作常有一定的诱发因素，不少患者发作有明显的生物规律，如每天凌晨2~6时发作或加重，一般好发于春夏交接时或冬季，部分女性在月经前或经期哮喘发作或加重。要注意非典型哮喘患者，有的患者常以发作性咳嗽作为唯一的症状，临床上常易误诊为支气管炎；有的青少年患者则以运动时出现胸闷、气紧为唯一的临床表现。

2.本病呈反复发作性。

3.本病多突然发作，可见鼻痒、喷嚏、咳嗽、胸闷等先兆。喉中有明显哮鸣声，呼吸困难，不能平卧，甚至面色苍白，唇甲青紫，约数分钟或数小时后缓解。

4.本病患者平时可一如常人，或稍感疲劳、纳差。但病程日久，反复发作，导致正气亏虚，可常有轻度哮鸣，甚至在大发作时持续难平，出现喘脱。

三、易发人群

青壮年和儿童是易发群体，尤其是家族有哮喘病史者更易患病。支气管哮喘的发病率在世界范围内仍呈增加趋势。

四、调养方法

1. 预防

哮喘的预防应包括：①消除或避免产生变态反应和哮喘的各种因素。②早期诊断，及早治疗。③积极控制气道炎症及症状，防止病情恶化，避免并发症的发生。

已有充分证据支持母亲吸烟可增加出生后婴儿出现喘鸣及哮喘的概率，而出生后进行4~6个月的母乳喂养，可使婴儿变应性疾病的发生率降低，妊娠期母亲应避免吸烟。

避免变应原，特别是有特异性体质的患者，应消除或尽可能避免接触诱发哮喘的因素，如尘螨、花粉、动物皮毛，可引起过敏的食物、药物等；职业性哮喘患者，应脱离该职业环境。

积极治疗变应性鼻炎对预防哮喘的发生及减少其发作均是有价值的。

2. 中医调护

（1）根据中医养生原则，要注重秋季养肺。《素问·上古天真论》中强调法于阴阳、顺应四时、食饮有节、起居有常、调摄精神、劳逸结合、避开邪气侵害的重要性。《素问·四气调神大论》从秋季养生角度，探讨对肺的调护和疾病预防，认为秋季生活起居应早卧早起，神志调护应当安宁，无外其志，这样可以预防秋天的有害因素对肺的损伤。

（2）饮食调养。①平时调养。饮食营养应摄入均衡。《素问·脏气法时论》认为饮食当以"五谷为养，五果为助，五畜为益，五菜为充，气味合而服之，以补精益气"。②服药后调护。服药后应注意饮食禁忌，如禁生冷、黏滑、五辛、酒酪、臭恶等物。③病后调护。病情好转后也要清淡饮食，不过饱饮食，少吃肉食。

第十节　慢性胃炎

一、概述

慢性胃炎是不同病因引起的各种慢性胃黏膜炎性病变，是一种常见病，发病率在各种胃病中居首位。常见的有慢性浅表性胃炎、慢性糜烂性胃炎和慢性萎缩性胃炎。

二、临床表现

1. 胃痛

慢性胃炎患者会有胃痛的症状，疼痛有胀痛、滞痛、刺痛和隐痛，进食辛辣食物会刺激胃黏膜，胃痛的症状会更加明显。

2. 恶心

慢性胃炎的炎症累及胃幽门管时，会引起幽门、食管功能失调，进而导致恶心。

3. 反酸

胃部的炎症会刺激胃液的分泌，在打嗝时，会将胃液带到食管里，出现反酸现象。

4. 腹胀

腹胀属于慢性胃炎比较常见的症状，慢性炎症刺激到胃部，消化功能出现减退，导致胃的排空时间变短，食物在胃中存留的时间过久，就会导致气体增加，引起腹胀。

三、易发人群

1.中医认为，胃弱胃寒、有胃病家族史的人易患胃炎。

2.饮食不规律、暴食暴饮、过度饮酒、吸烟、饮浓茶、过食辛辣食物等易引起胃炎。

3.幽门螺杆菌感染者易患胃炎。

4.工作压力大、过度疲劳、情感脆弱、过度敏感多疑者易患胃炎。

四、调养方法

1. 合理饮食

饮食宜清淡可口，忌食生冷食品。以少吃多餐、增加营养、减轻胃部负担为原则，同时要忌烟酒。

2. 心理治疗

人们对慢性胃炎的恐惧倾向于担心胃炎会变成癌症。一些临床观察发现，神经内分泌功能障碍，并且胃肠激素释放的不平衡已经涉及慢性胃炎的发病机理。治疗时需要仔细关注自主神经功能障碍患者的生活方式，消除紧张、焦虑、兴奋、激动和悲伤情绪，让患者保持乐观的生活态度。

3. 生活调摄

避免暴饮暴食，损伤脾胃。避免着凉，贪凉饮冷，生活作息规律，早睡早起。晚饭后可散步、打太极拳等，适当运动以促进胃肠动力。睡觉前可泡脚、听音乐，以促进全身气机顺畅。

4. 中成药治疗

（1）胃苏颗粒：理气消胀，和胃止痛。用于气滞型胃脘痛，症见胃脘胀痛，窜及两胁，得嗳气或矢气则舒，情绪郁怒则加重，胸闷食少，排便不畅者。

（2）温胃舒胶囊：温中养胃，行气止痛。用于中焦虚寒所致的胃痛，症见胃脘冷痛、腹胀嗳气、纳差食少、畏寒无力。

（3）虚寒胃痛颗粒：益气健脾，温胃止痛。用于脾虚胃弱所致的胃痛，症见胃脘隐痛、喜温喜按、遇冷或空腹加重。

（4）健胃消食片：健胃消食。用于脾胃虚弱所致的食积，症见不思饮食、嗳腐吞酸、脘腹胀满。

五、名家经验

1. 国医大师李佃贵经验

国医大师李佃贵运用五虫五草治疗慢性萎缩性胃炎。五虫指的是蚯蚓、蝼蛄、蝎子、蜈蚣和螃蟹，五草指的是半枝莲、山楂、苍术、黄柏和陈皮。蚯蚓具有温中益气，消食化滞的功效，能够调节胃肠蠕动功能，改善胃肠道的排空功能。蝼蛄温中消食、化痰止咳。蝎子具有活血化瘀、止痛的作用。半枝莲是常用的中草药，具有健胃消食、清热解毒的功效。山楂可以促进胃肠蠕动，改善消化功能，并且还有抑制胃酸分泌的作用。苍术具有健胃止痛、理气和湿的功效，对于胃炎引起的胃痛、腹胀等症状具有很好的缓解作用。黄柏清热燥湿、止血生肌，对于慢性胃炎合并溃疡和出血倾向的患者有很好的治疗效果。陈皮能健脾理气、消食导滞，有助于改善胃肠道功能。在治疗过程中，李老注重患者的整体调理，提倡合理饮食，避免辛辣、油腻等刺激性食物，同时建议适量运动，保持良好的心态，增强机体的抵抗力。

2. 王丽丽主任医师经验

王丽丽主任医师认为，慢性胃炎责之于肝和脾。肝气瘀滞，脾失建运，肝脾不和，而出现胃痛、胃胀、反酸、烧心等症状，治疗以和解少阳为基本法，以柴胡疏肝散为基本方加减，往往取得很好的疗效。常用药物有柴胡、黄芩、陈皮，睡眠不佳者配以龙骨、牡蛎、炒酸枣仁。

第十一节　便秘

一、概述

便秘是指大便在肠道通过困难、滞留时间长，排便次数减少，或排便周期正常，但粪质干结，排出艰难，或粪质不硬，虽有便意，但便而不畅的病证。

它通常是由多种原因引起的，对健康影响很大。便秘可分为器质性和功能性两种。功能性便秘没有明确的器质性病因，通常与生活习惯和身体状况有关。及时改善便秘对保持健康非常重要。

二、临床表现

便秘是指排便次数减少，排便困难，粪便干结，可能伴有直肠堵塞感，需要花费较长时间和辅助排便，每周排便次数少于3次等症状。慢性便秘的持续时间通常超过6个月，若出现短期的一过性排便困难或数日内排便次数减少，一般需要先排除急症或饮食生活习惯急剧改变等因素。

根据《中国慢性便秘诊治指南》（2013版）的定义，少数人平时每2~3天排便1次，且大便性状正常，并不被认为是便秘。相反，对于同一个人而言，如果由每天1次或每2天1次的排便频率变为2天以上或间隔更长时间才排便1次，那就应该被视为便秘。

三、易发人群

1. 体质特征
湿热质、阳虚质、阴虚质、气滞质者易发生便秘。

2. 性格情志特征

性情易怒、焦虑或抑郁的人更容易患上便秘。

3. 年龄与性别特征

本病的患病率随着年龄增长而增加，尤其是65岁以上的人群更为明显，女性的患病率约为男性的2倍。国内研究显示，一般人群长期便秘的患病率为3%～17%。

女性常被认为有"多愁善感"的特点，更容易受到情绪的影响。在现代社会，女性面临着各种压力，如工作、家庭、学习等，这些压力可能导致情绪紧张、抑郁等变化，造成肝气郁结，影响大肠的正常功能，引发便秘问题。

4. 生活方式与环境特征

养成定时排便的习惯是改善便秘的关键。利用早上起床和餐后的两个排便黄金时段，每天定时排便。切勿憋便，否则大便会在结肠停留时间过久，导致更加干燥和难以排出。

四、调养方法

（一）情志调治

保持心情愉悦对缓解便秘非常关键。情绪压力和焦虑会干扰肠道的正常蠕动和排便功能，导致便秘发生。所以，保持愉悦的心情对缓解便秘非常有帮助。积极的生活态度、充足的睡眠、健康的饮食、适度的运动，以及有效的压力释放技巧（比如冥想、舒缓按摩或深呼吸练习）都能帮助平衡情绪，减轻体内压力，改善肠道功能，缓解便秘问题。所以保持心情愉悦是促进肠道健康、缓解便秘症状的重要途径。

（二）起居调治

为了保持健康的肠道功能，每天早晨、上午、下午和晚上都应该适量饮水。水是我们身体必不可少的物质，特别是对于容易便秘的人来说，摄入足够的水分尤为重要。水分能够润滑肠道，参与大便的形成，并使大便软化，便于排出。如果水分摄入不足，大便会变得干燥，造成排便困难。

（三）饮食调治

饮食与大便量成正相关。饮食过少会导致大便量减少，容易引发便秘，而饮食过多则增加消化道压力，导致食物难以消化和大便堆积，最终引发便秘问题。摄入适量食物有利于促进正常大便形成。多摄入富含膳食纤维的食物，并食用产生气体的蔬菜，有助于增加肠道蠕动，促进排便。此外，在饮食方面，要保持规律，每天三餐，避免饥饱无常。由于胃排空需要4~6小时，所以应该尽量在睡觉前4小时以前吃晚饭，以减轻胃肠负担。

以下是一些能够改善便秘的食物：粳米、蜂蜜、白砂糖、杏仁、胡桃肉、芝麻、火麻仁、菠菜、冰糖、松子仁。这些食物被认为具有一定的促进肠道蠕动和润滑排便作用，可以帮助缓解便秘问题。

（四）药物调治

1. 八珍汤

人参9克，白术9克，白茯苓9克，当归9克，川芎9克，白芍药9克，熟地9克，炙甘草5克。用法：水煎服。

2. 大承气汤

大黄60克，厚朴112克，枳实5枚，芒硝60毫升。煎服法：上四味，以水2000毫升，先煮二物取1000毫升，去滓，内大黄，煮取400毫升，去渣，内芒硝，微火一二沸，分温再服。

3. 麻子仁丸

麻子仁丸由麻子仁、芍药、枳实、大黄等药物组成，能够起到润肠通便、滋阴清热的作用，适用于因肠道燥热、津液不足所引起的便秘。

4. 增液汤

增液汤由生地黄、玄参、麦冬等药物组成，具有滋养阴液、促进津液增加、润燥通便的功效，适用于因体内津液不足导致的便秘。

（五）针灸调治

1. 中医耳穴治疗

可将王不留行籽置于0.6cm×0.6cm的防水医用胶布中央，贴于大肠及脾胃等部位的敏感点，并轻轻施加压力，使患者感到耳部明显发热或者酸麻胀。每次的按压时间应该控制在

3～5分钟，以痛为度，每天进行2次，每次贴1只耳朵，连续
5天后，再贴于另一只耳朵，两只耳朵轮流交换，1个疗程为
10天。

2. 体针治疗

针刺天枢、支沟、上巨虚、足三里、大肠俞、肺俞、脾
俞、肝俞、肾俞、三焦俞等穴位，可缓解和治疗便秘。

（六）推拿调治

针对便秘问题，可以采用推拿手法治疗，以促进排便顺畅。

1.针对实秘，可以补脾经、清大肠，单侧按揉膊阳池、
顺时针摩腹、推左侧腹、推下七节骨。每日治疗1次，时长
20～30分钟，连续治疗10次为一个疗程，以帮助排便。

2.针对阳虚便秘，可以补脾经、清大肠、按揉膊阳池、顺
摩腹、推下七节骨、捏脊、推三关、揉肾俞和按揉足三里等，
以健脾益气、提升阳气、滋养肾脏、通利肠道。

3.针对阴虚便秘，可以补脾经、补肾经、清大肠、揉二
马、按揉膊阳池、按揉三阴交、揉涌泉、顺摩腹、捏脊、推下
七节骨和揉龟尾等，以帮助健脾益气、滋阴养血、补肾滋阴润
燥、促进排便。

此外，对胃肠燥热型便秘，也可以进行不同的穴位选取
和推拿手法治疗，以达到健脾润肠、消滞通腑的效果。

（七）功法调治

站立，两手臂垂放在身体两侧，左脚向外一步，与肩同

宽，两掌心向后，手臂上提，与髋同高，双腿微微屈膝，同时双手慢慢相对，向前合抱于腹前。

目视前方，慢慢将两掌心向上，四指在小腹前交叉；然后两腿缓慢伸直，同时两手掌慢慢上托到胸前；然后手掌翻转，慢慢向上举起超过头部，慢慢伸直双臂，同时仰头，眼睛看向手的方，两手继续上托，肘关节伸直，同时下腭内收，目视前方，保持这个姿势停留一会儿。

双膝慢慢弯曲，同时交叉的手指慢慢松开，从身体两侧慢慢下落。

这样一上一下为一次，共做6次。

（八）熏浴调治

中药药浴是一种利用皮肤特性的疗法，通过药物和穴位的作用，可以促进经络畅通、调和气血、协调脏腑功能、平衡阴阳。其中，中药坐浴法是一种有效的治疗方法。可以用小蓟、生大黄、槐花和全瓜蒌等药材，煎煮后取汁，先用来进行肛门熏洗，然后坐浴15~30分钟，每天1~2次，连续进行7天。同时，配合饮食调理，可以增强疗效。

（九）其他调治

1.巴豆霜、干姜、良姜、白芥子、硫黄、甘遂、槟榔各等份，研磨成粉末，然后和米饭混合搓成厚度为0.5cm、直径为2cm的药饼。使用前将手洗净、擦干，涂抹麻油在掌心，然后将药饼贴于双手掌心，使用纱布包扎固定，如果大便通畅则将药饼清洗掉。此方适用于虚寒型便秘。

2.猪牙皂末30克，白蜜120克。首先将白蜜煎熬浓缩，然后加入猪牙皂末，制成每颗约3克的锭剂，放入干燥的瓶中保存，使用时取一颗塞入肛门。

3.取3只大田螺及皮硝10克，将两者研磨成泥状，敷在脐上，克用于治疗热秘。

4.大黄末5克，芒硝20克，研磨成粉末，加入适量黄酒制成药膏，敷于脐上，使用纱布覆盖，并用胶布固定，再用热水袋热敷约10分钟，每天使用1次，适用于治疗乳食积滞引起的便秘。

5.敷贴。

（1）针对食积便秘，可以用陈皮、连翘、莱菔子、茯苓、焦山楂、焦神曲、炒麦芽、鸡内金、芒硝和枳实制成药饼，贴敷于神阙和脾俞穴位，并结合相应的推拿手法。

（2）脾虚肝旺型功能性便秘者，可以将大黄、木香、莪术、冰片、枳实和苦杏仁打成粉，用香油或蜂蜜调成糊状，贴敷于神阙穴和大肠俞穴，结合推拿手法，联合西药治疗，以提高疗效。

6.紫草油塞鼻。取紫草油20毫升，将棉球浸入药液中，插入一个鼻孔，1小时后取出。然后再重复同样的步骤将药物插入另一个鼻孔，每天每个鼻孔分别塞2次。

五、名家经验

河北省名中医曹东义教授认为，功能性便秘的治疗，也需要整体观念，肺和大肠相表里，很多便秘是因为肺气虚，或者津液不足，因此，养阴益气，化瘀活血，是很常用的方法。

第十二节　非酒精性脂肪性肝病

一、概述

非酒精性脂肪性肝病是指除外酒精和其他明确的损肝因素所致的，以肝细胞内脂肪过度沉积为主要特征的临床病理综合征，包括单纯性脂肪肝、非酒精性脂肪性肝炎及其相关肝硬化。

二、临床表现

1.大多数患者无自觉症状，部分患者可有乏力、消化不良、肝区隐痛、肝脾肿大等非特异性症状及体征。

2.患者可有体重超重和／或内脏性肥胖、空腹血糖增高、血脂紊乱、高血压等代谢综合征相关症状。

三、易发人群

1. 肥胖人群

身体质量指数（BMI）是评估人体胖瘦程度及健康状况的常用方法。BMI达到24为成人超重的界限，达到28为肥胖的界限，男性腰围大于85厘米、女性腰围大于80厘米为腹部脂肪蓄积的界限，腹型肥胖者更容易患脂肪肝。

2型糖尿病

2型糖尿病与非酒精性脂肪性肝病有共同的发病机制和胰岛素抵抗，2型糖尿病患者更易患脂肪肝，在非酒精性脂肪性肝病群体中2型糖尿病的患病率更高，两者互相促进。

3. 高脂血症

血脂升高，尤其是甘油三酯升高者更容易患非酒精性脂肪性肝病。

四、调养方法

1.针对病因治疗，如2型糖尿病患者应控制血糖，同时结合运动和饮食调整，高脂血症患者必要时口服降脂药物，肥胖者需要运动、饮食综合调理，必要时配合口服中药。

2.日常生活中预防肝病的方法有：改善生活方式，保持健康的饮食结构，不酗酒、不熬夜，多运动锻炼。运动能有效控制非酒精性脂肪性肝病的发展，减少肝脂肪含量，减轻肝脂肪变性。

3.避免加重肝脏损害，不滥用药物，避免其他可能诱发肝病恶化的因素。

4.减肥，保持体重达标。对于肥胖的非酒精性脂肪性肝病患者，减重7%～10%能够改善肝脏酶学和组织学的异常。

5.单纯型脂肪肝一般无须药物治疗，主要通过改善生活方式，控制或降低体重来逆转单纯型脂肪肝，如进展为脂肪性肝炎、肝纤维化，则需要使用药物对症治疗。

治疗非酒精性脂肪性肝病常用的中成药如下。

（1）护肝片：具有疏肝理气、健脾消食的功效，可用于慢性肝炎及早期肝硬化的治疗，对非酒精性脂肪性肝病引起的乏力、食欲减退、恶心、呕吐、右上腹不适等症状有一定治疗作用。

（2）降脂胶囊：有降脂消肿的功效，适用于肝郁脾虚血瘀证，可以改善非酒精性脂肪性肝病引起的腹胀、腹痛、胸闷等症状。

五、名家经验

裴林教授认为，非酒精性脂肪肝可用小柴胡汤、平胃散合方。脂肪肝的病因多为肝脾不和，脾胃湿滞，肝胆郁热，土壅木郁，木郁又加重土壅，治疗宜清肝胆郁热，利脾胃运化。轻度脂肪肝，无须药物治疗，调整饮食结构、适量运动锻炼即可消失，中度以上的脂肪肝必须配合药物治疗，严格饮食，素食为主，半年后可减轻。

第十三节　肝硬化

一、概述

肝硬化是由各种病因长期损害肝脏所引起的，以肝组织弥漫性纤维化、假小叶和再生结节形成为特征的慢性肝病。中医中的"胁痛""黄疸"均可归属于此病。

二、临床表现

1. 代偿期

症状较轻，通常有乏力、食欲减退、间歇性腹胀不适、恶心、上腹隐痛、轻微腹泻等，肝脾轻、中度肿大，质地偏硬，无显著压痛。

2. 失代偿期

（1）肝功能减退：①全身情况较差，有肝病面容、消瘦乏力、皮肤干枯、面色黝黑等。②消化道症状明显，有腹胀、恶心、呕吐，进食脂肪和蛋白质后易引起腹泻，可伴有黄疸。③有出血倾向和贫血。④内分泌紊乱，男性有性欲减退、睾丸萎缩、毛发脱落及乳房发育，女性有月经失调、闭经、不孕等，可出现蜘蛛痣和肝掌。⑤继发性醛固酮增多和抗利尿激素增多，导致水钠潴留、尿量减少、腹水加重和浮肿。⑥电解质和酸碱平衡紊乱，常见低钠血症、低钾血症、低氯血症及代谢性碱中毒。

（2）门脉高压：①肿大，晚期常伴有脾功能亢进，全血减少。②侧支循环的建立和开放，最重要的是食管与胃底静脉曲张、腹壁静脉曲张及痔静脉扩张。③腹水（部分患者可伴有胸水），系水钠过量潴留所致，与下列因素有关：肝门静脉压力增高、低蛋白血症、肝淋巴液生成过多、继发性醛固酮增多、抗利尿激素分泌增多、有效循环血容量不足。

三、易发人群

1. 慢性肝病患者

感染乙肝病毒、丙肝病毒是肝硬化常见的发病的因素，患者久治不愈，反复发作，常会进展为肝硬化。

2. 有不良生活习惯者

如长期吸烟、酗酒，尼古丁和酒精会使肝细胞受到毒害，长时间累积，会造成肝硬化。

3. 慢性胆汁淤积者

长期间的胆汁淤积也会导致肝细胞炎症及胆小管反应，甚至出现胆小管的坏死，胆汁大量堆积在肝脏内会造成胆汁性肝硬化。

4. 长期服药及接触毒物者

有些患者因为长期服用药物，造成药物性肝损伤，从而导致肝硬化。同时，长期接触四氯化碳、砷等工业剧毒物，也会对肝脏的健康造成影响。

5. 其他

感染血吸虫、梅毒等，以及罹患血友病等代谢缺陷病，也会导致肝硬化的发生。

四、调养方法

1. 注意饮食调护，忌暴饮暴食

日常生活中要求给予患者高蛋白质、高维生素、高热量和含适量脂肪且易消化的饮食。如果肝功能显著减退，或血氨偏高，或有肝性脑病先兆，应严格控制蛋白质食物的摄入，有腹水者饮食应少盐或无盐，限制进水量。有食管静脉曲张时，制备食物要细软，避免坚硬、粗糙、刺激性强，或带有刺、骨的食物，以防造成静脉破裂发生大出血。严禁饮用各种酒类，不宜多饮茶水，不可暴饮暴食。

2. 合理休息，忌过度劳累

起居要有规律，这样有利于恢复健康。每天必须要有充足的睡眠，适当参加力所能及的轻微活动，但注意不要劳累，一旦病情进展，须卧床休息，积极治疗。

3. 保持愉快的心情，注意精神调理养护

中医认为"怒伤肝"怡情制怒对保养肝脏显得尤为重要，患者要善于忍耐克制，正确对待病情，认识病后发怒对病变痊愈不利，平时要旷达情怀，消忧平怒，使肝脏在心平气和中得以调养。

4. 常用中成药

（1）安络化纤丸：主要成分是地黄、三七、水蛭等，有健脾养肝、凉血活血等功效，用来治疗慢性乙型肝炎、肝炎后肝硬化等疾病。

（2）扶正化瘀胶囊：主要成分是丹参、发酵虫草菌粉、桃仁等，有活血祛瘀、益精养肝等功效，用于乙型病毒性肝炎肝肾不足者，通常对肝硬化有一定的治疗效果。

（3）复方鳖甲软肝片：主要成分是鳖甲、莪术、赤芍等，有化瘀解毒、益气养血的功效，用来治疗慢性乙型肝炎、肝纤维化、早期肝硬化等疾病。

五、名家经验

1.名医王鸿士先生认为，肝硬化的成因有两个方面：一为湿热为邪，二为情志失和。疾病早期以清利湿热为主，常用药物有茵陈、胆草、栀子、金钱草、板蓝根、蒲公英、丹皮、茅根、小蓟、败酱草、鱼腥草、茜草等。祛湿健脾可用藿香、佩兰、厚朴、白豆蔻仁、砂仁、茯苓、苍术等。疏肝理气可用陈皮、香附、郁金、延胡索、枳壳、炒川楝子、香橼、乌药等。肝硬化后期扶正补虚，治疗可加用补肝肾的女贞子、枸杞子、五味子，妇女需适当加强活血化瘀之品。

2.名医朱良春先生治疗早期肝硬化，创制了复肝丸，主要药物有红参、紫河车、土鳖虫、炮穿山甲（现用代用品，下同）、郁金、三七、鸡内金、姜黄、虎杖、石见穿、蒲公英、糯稻根等。

3.《名医治验良方》载有名医邓铁涛先生的软肝煎，主要药物有太子参、鳖甲、白术、茯苓、菟丝子、萆薢、丹参、甘草、土鳖虫等。酒精性肝硬化加葛花，肝炎后肝硬化加黄皮树叶，门脉性肝硬化加炒山甲，牙龈出血加紫珠草或仙鹤草，阴虚无湿者去萆薢，加山药、石斛。

4.名医钟一棠先生创制了育阴养肝汤，方以生地黄、白芍、枸杞子、女贞子、制首乌、丹皮、丹参、茜草、炙鳖甲、龟甲等组成，以养肝育阴，化瘀消癥。肝郁不舒者加郁金、苏梗；兼有腹水，苔腻者，去生地黄，加薏苡仁、茯苓、泽泻；有牙宣、鼻衄者加地榆、槐米；尿赤、口干者加青蒿、石斛、麦冬；精神萎靡者加黄芪、当归；肝功能不正常者加大青叶、蚕砂；腹胀者加枳壳、槟榔。

5.名医姜春华先生创制了软肝汤，方以大黄、桃仁、土元、丹参、鳖甲、炮山甲、黄芪、白术、党参以活血化瘀，软肝散结，益气健脾。湿热内蕴者加茵陈、栀子、茯苓、黄柏、龙胆草、垂盆草、平地木；脾虚气滞者加砂仁、陈皮、枳壳、藿香、苏梗；肝气瘀滞者加柴胡、郁金、枳壳、青皮、木香、绿萼梅；肝经郁热者加栀子、丹皮、连翘、龙胆草等；肝肾阴虚者加生地黄、玄参、麦冬、石斛、女贞子、牡丹皮等；脾肾阳虚者加附子、桂枝、干姜、益智仁、砂仁；蜘蛛痣，血小板偏低，周身浮肿者加防己、冬瓜皮、玉米须、薏苡仁、茯苓、黑大豆、泽泻、猪苓等；如出血多，症状重，停活血化瘀法，也不可用止血药，用健脾法加大剂量，以止血。

第十四节　慢性肾小球肾炎

一、概述

慢性肾小球肾炎，简称慢性肾炎，以蛋白尿、血尿、高血压和水肿为基本临床表现，起病方式各有不同，病情迁延并呈缓慢进展，可有不同程度的肾功能损害，部分患者最终发展至终末期肾衰竭。

慢性肾炎在中医学中与水肿病相似，中医学认为水肿是体内水液潴留,泛溢肌肤,表现为头面、眼睑、四肢、腹背,甚至全身浮肿为特征的一类病证。

二、临床表现

慢性肾炎可发生于任何年龄,但以中青年为主,男性多见。多数起病缓慢、隐匿。早期患者可无特殊症状,随病情发展患者可有乏力、疲倦、腰部疼痛和食欲缺乏、水肿(尤其表现在面部、手足和腹部的水肿)、贫血。部分患者可能伴有眼底出血、渗出,甚至视盘水肿。

三、易发人群

慢性肾炎可发生于任何年龄,但以中青年为主,男性多见。

四、调养方法

注意保暖,居室宜通风;平时应避免冒雨涉水,或湿衣久穿不脱,以免湿邪外侵。注意调摄饮食,肿势重者应予无盐饮食,轻者予低盐饮食(每日食盐量3~4克),若因营养障碍而致水肿者,不必过于忌盐,饮食应富含蛋白质,清淡易消化。

长期卧床者,皮肤外涂滑石粉,经常保持干燥,并定时翻身,以免发生褥疮,加重水肿等病情。每日尿量少于500毫升时,要警惕癃闭的发生。

已治愈患者仍应坚持长期随诊，定期复查。若脏气已伤，未能治愈，必须长期治疗，以期延缓病情进展，保持相对健康状态，尽量带病延年。

五、名家经验

黄文政教授指出，慢性肾脏病的治疗是一个长期过程，其疗效不仅关乎治疗，还和患者平时的生活习惯息息相关。药物治疗的同时，自我养生亦非常重要，需要患者掌握相关的养生保健知识，改变过去不健康的生活方式。

第十五节　肥胖

一、概述

肥胖是一种由多因素引起的慢性代谢性疾病，是由于食物摄入过多或机体代谢的改变而导致体内脂肪积聚过多，造成体重过度增长并引起人体病理、生理改变或潜伏。肥胖与糖尿病、高血压、高脂血症、高尿酸血症、脑血管疾病、癌症、变形性关节炎、骨端软骨症、月经异常、妊娠和分娩异常等多种疾病有明显关系。无明显病因者称单纯性肥胖，有明确病因者称为继发性肥胖。

正常男性成人脂肪组织重量占体重的15%～18%，女性占

20%～25%，随年龄增长，体脂所占比例相应增加。世界卫生组织（WHO）将BMI≥25定义为超重，BMI≥30定义为肥胖。WHO建议将男性腰围＞94cm，女性腰围＞80cm，作为肥胖的标准，对于亚太地区人群，男性腰围＞90cm，女性腰围＞80cm，即可作为肥胖的标准。

二、临床表现

1. 体重增加
2. 体形改变

男性脂肪分布以颈项部、躯干部和头部为主，而女性则以腹部、胸部乳房及臀部为主。肥胖者的特征是身材浑圆，脸部上窄下宽，双下颏，颈粗短，向后仰头时枕部皮褶明显增厚。

3. 其他症状

中重度肥胖者可有胸闷、气促、食欲亢进、易饥、便秘、腹胀、腰背酸痛、皮肤紫纹等，严重时可发生心力衰竭，甚至猝死。呼吸困难可能严重干扰睡眠，引起短暂的呼吸暂停（睡眠窒息），导致白天嗜睡和其他并发症。

三、易发人群

（一）体质特征

大多数患者体质属特禀质，与先天禀赋有关，承受父母遗传的特殊体质而易发病，且与痰湿质、气虚质、血瘀质和湿热质相关。痰湿质的人往往因为脾胃运化功能失调，导致水湿内停，形成痰湿，痰湿内盛，影响气血运行；气虚质的人由于气不足，导致身体代谢功能下降，能量消耗减少；血瘀质的人由于气血运行不畅，导致身体内废物的排出受阻；湿热质的人由于体内湿热过重，影响脾胃的运化功能，导致水湿内停。

（二）性格情志特征

1. 肝郁气滞

患者情绪容易波动，常常感到烦躁、焦虑或抑郁，导致气机不畅，影响脾胃的运化功能，从而引发肥胖。

2. 脾虚湿阻

患者缺乏自我控制力，容易暴饮暴食。

3. 胃热炽盛

患者食欲旺盛，喜欢吃辛辣、油腻的食物。中医认为，胃热炽盛会导致食物消化吸收过快，从而引起肥胖。

（三）年龄与性别特征

随着年龄的增长，肥胖的发病率逐渐增加。女性比男性更容易发生肥胖，尤其在中年时期。这可能与女性体内的激素水平有关，并受社会文化背景和行为习惯的影响。

（四）生活方式与环境特征

1. 饮食不节

过度摄入高热量、高脂肪、高糖分的食物，而缺乏膳食纤维、蛋白质、维生素和矿物质等营养素的摄入，会导致脾胃运化功能失调，水湿内停，形成痰湿，进而引起肥胖。

2. 缺乏运动

缺乏运动会导致气血运行不畅，痰湿内停，从而引起肥胖。

3. 生活习惯不健康

生活习惯不健康包括经常熬夜、作息不规律、久坐等。

4. 环境因素

现代社会中，人们的生活节奏加快，工作压力增大，导致精神紧张、情绪波动等，从而影响脾胃的运化功能，引起肥胖。

5. 社会文化因素

快餐文化的兴起，使得人们更容易追求高热量、高脂肪的快餐食品，从而增加了肥胖的风险。

（五）家族遗传特征

据统计，双亲体重正常其子女肥胖发生率为10%；双亲中一人肥胖，其子女肥胖发生率为50%；双亲均肥胖，其子女肥胖发生率高达70%。此外，肥胖患者的脂肪分布、骨骼状态等方面也存在遗传性，这种遗传倾向还表现在脂肪细胞数目增多和脂肪细胞体积增大。

（六）职业与工作习惯特征

长期从事办公室工作、缺乏运动的工作，容易导致身体

代谢减慢，能量消耗减少，进而引起肥胖；长期高强度的工作
压力可能导致不规律的饮食和睡眠习惯，增加精神压力，从而
引起肥胖；长时间的工作可能导致缺乏运动和休息，造成身体
疲劳和代谢下降，从而增加肥胖的风险；除此之外，工作环境
中存在有毒有害物质、噪声、震动等，可能影响身体健康和代
谢，进而引起肥胖。

四、调养方法

（一）情志调治

通过放松身心、缓解压力、调整心态等方法，可以调节
体内的气血运行，促进新陈代谢，从而减轻体重。音乐具有调
和气血、平衡阴阳的作用，对于调节情绪、改善身体状况有良
好的效果，可以选择一些舒缓、轻松的音乐。

（二）起居调治

良好的起居习惯，如规律作息，适量运动，保持室内空
气流通、环境整洁卫生，避免过度劳累，可以促进身体内部的
平衡和稳定，从而有助于减肥。

（三）饮食调治

肥胖多由于饮食过量，进食高热量、高脂肪食物，导致
脾胃消化功能减弱，湿气积聚，从而形成痰湿内生的病理机
制。因此，中医治疗肥胖的首要措施是调整饮食。

1. 控制总热量摄入

中医建议选择低热量、高纤维的食物，减少油腻、辛辣、甜食等高热量食物的摄入。

2. 合理搭配食物

食物要多样化，适量摄入优质蛋白质（瘦肉、鱼、蛋、豆类等）、矿物质、维生素等营养素。

3. 定时定量，少食多餐

4. 避免夜宵和零食

5. 其他

痰湿体质的人应选择祛湿化痰的食物，如冬瓜、黄瓜、芹菜等；湿热体质的人应选择清热利湿的食物，如绿豆、红豆、苦瓜等。

（四）药物调治

中医认为肥胖多由于痰湿内生、气滞血瘀等病理机制所致，因此通过中药治疗可以调理身体内部环境，达到减肥的目的。

1. 健脾祛湿

健脾祛湿可以促进新陈代谢，消除体内湿气，从而达到减肥的目的。常用的中药有白术、茯苓、薏苡仁等。

2. 疏肝理气

疏肝理气可以调节身体内分泌，促进新陈代谢，减少脂肪的积累。常用的中药有柴胡、陈皮、枳壳等。

3. 活血化瘀

活血化瘀可以改善身体血液循环，加速新陈代谢，减少脂肪的积累。常用的中药有桃仁、红花、丹参等。

4. 其他

对便秘导致的肥胖，可以选择具有通便作用的中药，如大黄、芒硝等；对月经不调导致的肥胖，可以选择调节月经的中药，如当归、益母草等。

5. 药膳

一些中药材具有减肥作用，如荷叶、山楂、茯苓等，可以适当加入减肥药膳中。

（五）针灸调治

针灸通过刺激穴位来调节体内气血的运行，促进新陈代谢，消耗多余脂肪，从而达到减肥的目的。通常会选择一些具有健脾、胃、大肠等功效的穴位，如中脘、天枢、曲池、丰隆、三阴交、阴陵泉等。除此之外，耳穴疗法也是减肥的常用方法，常用的耳穴有脾、胃、肝、肾、三焦、内分泌等。

（六）推拿调治

推拿通过对穴位和经络的刺激，促进新陈代谢，消耗多余脂肪。

1. 摩腹

用掌心在腹部轻轻按摩，可以促进肠胃蠕动，促进消化和吸收，减少腹部脂肪堆积。

2. 捏脊

用拇指和食指在脊柱两侧拿捏，可以调节脏腑功能，促进身体代谢，减少脂肪积累。

3. 按压足三里

足三里是足阳明胃经上的穴位，按压足三里可以调节脾胃功能，促进消化和吸收，减少脂肪积累。

4. 推拿腿部

用双手握住腿部肌肉，从上向下推拿，可以促进腿部血液循环，消除腿部浮肿和脂肪。

5. 揉捏臀部

用双手在臀部揉捏，可以促进臀部血液循环，消除臀部脂肪，改善臀部肌肉松弛。

需要注意的是，推拿减肥需要专业医师操作，不能盲目自行操作。

（七）功法调治

处安静之所，练功前宽衣、静息、宁神，自然放松。仰卧位式，闭合眼、口，自然伸展四肢；端坐式，沉肩垂肘，双手掌分放于大腿上，肘关节自然弯曲，双下肢自然分开，以感舒适为宜；立位式，自然立位，双臂向前伸展，肘部弯成环抱树干状，略比肩部低，肩关节自然外展，微垂肩但不要耸肩。双手掌相对，距离与肩宽相等，高低与前胸相平，手掌微弯曲成半握球状；双腿自然分开，距离与肩宽相等，足尖稍内收，站成一圆形，并使双膝关节向前微弯曲。三种姿势可任意选择。运功时排除杂念，调均呼吸，集中精神，意守丹田，有意识地使身体各部位放松，意念从头部开始到四肢循序放松，引气下行，如按头部→颈部→肩部→双上肢→手掌手指→胸部→腹部→大小腿→足趾的顺序，周而复始，使全身关节肌肉松弛，呼吸舒缓，心情轻松愉快。

（八）动静调治

中医认为"动则生阳，静则生阴"，阳化气，阴成形，阳虚则肥胖，阴虚则瘦弱。因此，减肥需要调整阴阳平衡，通过适当的运动和饮食来促进新陈代谢，消耗多余的脂肪，从而达到减肥的目的。

（九）娱乐调治

娱乐调治肥胖可以从多个方面入手，包括运动娱乐（散步、游泳、瑜伽）、笑口常开（看喜剧、听笑话等）、唱歌、放风筝和骑自行车等。

（十）熏浴调治

熏浴可以通过中药的渗入作用，促进机体排汗等，达到疏通经络、温中散寒、利水行气、舒缓身心等作用。

熏浴减肥需要准备生大黄、决明子、细辛、茯苓、薏苡仁、泽泻、藿香、冬瓜皮等中药。将这些中药煎煮后，把药液倒入较大的容器中，容器上放置一木板，接受熏蒸者裸坐其上，外罩塑料薄膜或布单，露出头面，进行熏蒸治疗。熏蒸时需要注意温度和时间，避免烫伤和过度疲劳。

（十一）其他调治

1. 刮痧

刮痧是通过刺激穴位和经络来调节身体内部环境，促进新陈代谢，消耗多余脂肪。常用的刮痧减肥穴位包括中脘、关元、肾俞、三阴交、丰隆等。

2. 熨敷

熨敷是通过药物或其他物体的热熨或冷敷，刺激穴位和经络，调节气血，达到治疗肥胖的目的。热熨法是将炒热的盐等用布包裹置于患处，进行热熨治疗；冷敷法是将冰块、冷毛巾等置于患处进行冷敷治疗；药熨法是将精选的中药材碾成粗末装入药包，放入锅内文火煮至或加热至烫手取出，趁热把药包放在治疗部位上熨烫。

3. 拔罐

拔罐主要适用于局部肥胖的患者，如腹部肥胖、腿部肥胖等。拔罐可以刺激肥胖者迟钝的植物神经，使其功能活跃，增加能量消耗，促进新陈代谢。

4. 贴穴

贴敷药物或膏药可以刺激穴位和经络，调节身体内部环境的平衡，促进气血流通，增强身体免疫力，达到减肥的目的。贴穴减肥常用的穴位包括中脘、关元、足三里、三阴交等。中脘和关元是调节脾胃功能和内分泌系统的重要穴位，足三里和三阴交则可以促进气血流通和代谢。

5. 足疗

足疗是通过刺激足部反射区和穴位，调节身体各个器官的功能，促进气血流通，增强身体免疫力，达到减肥的目的。同时，足疗还可以舒缓身心疲劳，促进睡眠，提高身体的代谢水平，有助于减肥。足疗减肥的方法包括足浴、足底按摩、磁疗等。

6. 药枕

在枕头中填充具有减肥功效的中药，使药物通过皮肤和鼻黏膜吸收进入体内，从而调节身体内部环境，促进新陈代谢，消耗多余脂肪。药枕减肥常用的填充药物包括决明子、荷叶、白芥子、皂角等。

五、名家经验

河北省名中医曹东义教授认为，肥胖、血脂异常与饮食不当、脾虚生痰、水湿内停有关系，脾主运化，司大腹，输精气于肌肉四肢，脾失健运，多湿少动，就会发生血脂异常，日久则肥胖。治疗本病，既要注意饮食，也可以用中药健脾利湿，化瘀祛浊。

第十六节　失眠

一、概述

失眠是指尽管有合适的睡眠机会和睡眠环境，依然对睡眠时间和／或质量感到不满足，并且影响日间社会功能的一种主观体验，是最常见的睡眠障碍性疾患。

中医学将失眠称为不寐，认为不寐是以经常不能获得正常睡眠为特点的一类病证，主要表现为睡眠时间不足，或睡眠深度不够。轻者入睡困难，或睡眠不酣，时寐时醒，或早醒之后不能再寐；重者辗转反侧，彻夜不眠。

不寐在古代书籍中有"不得卧""不得眠""目不瞑"等名称。人的正常睡眠，是阴阳之气自然而有规律地转化的结果，如情志失常、劳逸过度、病后体虚及饮食不节等，影响营卫阴阳的运行，就会导致心神不安，引起不寐。

二、临床表现

失眠的主要表现为入睡困难，进入睡眠的时间超过30分钟，睡眠维持障碍，整夜觉醒次数≥2次，早醒、睡眠质量下降和总睡眠时间减少，通常少于6小时，同时伴有日间功能障碍。

失眠引起的日间功能障碍主要包括疲劳、情绪低落或易激惹、躯体不适、认知障碍等，还可伴有紧张、不安、强迫症，多数患者因过度关注自身的睡眠问题产生焦虑，而焦虑又可加重失眠，形成恶性循环。

失眠障碍的诊断标准：

1.存在以下一种或者多种睡眠异常症状。

（1）入睡困难。

（2）睡眠维持困难。

（3）比期望的起床时间更早醒来。

（4）在适当的时间不愿意上床睡觉。

（5）日常睡眠晨醒后无恢复感。

（6）在有条件睡眠且环境适合睡眠的情况下仍然出现上述症状。

2.存在以下一种或者多种与失眠相关的日间症状。

（1）疲劳或全身不适感。

（2）注意力不集中或记忆障碍。

（3）社交、家庭、职业或学业等功能损害。

（4）情绪易波动或易激惹。

（5）日间思睡。

（6）行为问题，如多动、冲动或攻击性。

（7）兴趣、精力减退和体力下降。

（8）工作或驾驶过程中错误倾向增加，易发生错误与事故。

（9）过度关注睡眠问题或对睡眠质量不满意。

（10）紧张、头痛、头晕，或与睡眠缺失有关的其他躯体症状。

3.睡眠异常症状和相关的日间症状不能单纯用没有合适的睡眠时间或不恰当的睡眠环境来解释。

4.睡眠异常症状和相关的日间症状至少每周出现3次。

5.睡眠异常症状和相关的日间症状持续至少3个月。

6.睡眠和觉醒困难不能被其他类型的睡眠障碍更好地解释。

三、易发人群

失眠的患病率很高,人群普遍易感,但以中年人为主。

2006年中国睡眠研究会在6个城市进行的一项研究表明,承认有失眠症状者高达57%。在1~10年的随访研究中,承认失眠的持续率为30%~60%,提示失眠的病程具有持续性特征。失眠的持续率具有年龄差异,儿童和青少年期失眠持续率约为15%,而中年女性和男性则分别高达42.7%和28.2%。

中国睡眠研究会发布的《2021年运动与睡眠白皮书》显示,中国有超过3亿人存在睡眠障碍。

四、调养方法

1. 失眠的预防

首先,应重视病因防治,改善睡眠环境,调整饮食起居,治疗原发疾病等,消除影响睡眠的不利因素。

第二,要讲究睡眠卫生,建立有规律的作息习惯。

第三,合理饮食。实践证明,牛奶、豆浆、银耳、龙眼肉、大枣、莲子、百合、荔枝、山药、鹌鹑、黄花鱼、芹菜等食物,均具有良好的助眠作用。

2. 失眠的调养

首先,要调节好日常心情,平时乐观积极,睡眠之前要心平气和,保持心境平静。

其次,要做好睡眠前的准备工作。睡眠之前,不要喝茶、咖啡、酒等,否则容易兴奋神经,不从事紧张和容易兴奋的活动。

第三，要坚持适当进行体育锻炼。

第四，警惕失眠背后可能掩盖着的重要疾病。如果发现失眠伴有明显情绪低落、过度悲观、过度敏感、过分焦虑，要及时到医院就诊，排除精神心理疾患，避免自杀等不良事件的发生。

3. 其他

现代医学认为，失眠的调养包括进行睡眠卫生教育和心理行为治疗。要让患者了解一些睡眠卫生知识，消除失眠带来的恐惧，养成良好的睡眠习惯。慢性失眠患者，在应用药物的同时应辅以心理行为治疗，针对失眠的有效心理行为治疗方法主要是认知行为治疗。

其他非药物治疗包括饮食疗法、芳香疗法、按摩、顺势疗法等。

五、名家经验

1. 柴瑞霭经验

柴教授认为，生命既在于运动也在于静止，运动和静止是对立的统一。柴老每天晚上睡觉前坚持做松静功，平卧静躺于床上，脑子里想着一个"松"字，让意念使全身四肢肌肉、皮毛筋骨全部松弛下来，松软如泥，使身体得到很好的修复；然后再想一个"静"字，让意念使心脑思维全部安静下来，脑子里只浮现出一个晴空万里、四海无云、森林茂密、一片寂静的自然环境，使人很快进入梦乡，使心脑得到最好的修复，人在第二天才会头脑清醒，精力充沛，全身心地完成新一天的工作。

2. 崔公让经验

崔教授认为，睡眠充足才利于养生。睡眠是机体借以维持正常生命活动的自然休息，睡眠能保护大脑皮层免于衰竭和破坏。通过睡眠，可以恢复神经组织消耗的能量。为了保证睡眠的质量和时间，中老年人要注意，晚餐应吃清淡易消化食物，切勿过多过饱；睡前不看书、报纸，更不要看使人激动的电影和电视；睡眠之前洗热水澡或温水洗脚，能使人安静下来，使肌肉放松。午睡时间不宜过长，以0.5~1小时为好。此外，睡眠的姿势和枕头的高低也很重要。最好是右侧卧位，枕头不宜过高或过低，以8~15厘米为佳。另外，睡前不宜饮茶，饮茶后易于兴奋，导致失眠和不安，也可造成心动过速和心律不齐。

3. 丘和明经验

丘老指出，应该遵循《黄帝内经》的方法保障睡眠。睡眠是平衡人体阴阳的重要手段，是最好的节能，也是最好的储备及充电，更是消除疲劳、走出亚健康的养生第一良方。夜晚应该在子时以前上床，在子时进入最佳睡眠状态。因为按照《黄帝内经》睡眠理论，夜半子时为阴阳大会，水火交泰之际，称为"合阴"，是一天中阴气最重的时候，阴主静，所以夜半应安眠。

为提高睡眠质量，丘老提倡睡子午觉。子、午时候是人体经气"合阴"及"合阳"的时候，有利于养阴及养阳。晚上11点以前入睡，效果最好。因为这个时候休息，最能养阴，睡眠效果最好，可以起到事半功倍的作用。午觉只需在午时（11～13点）休息30分钟左右即可，因为这时是"合阳"时间，阳气盛，睡午觉对提高下午的工作效率最好。

第十七节 骨质疏松症

一、概述

骨质疏松症是由多种原因引起的骨密度和骨质量下降，骨微结构破坏，造成骨脆性增加，从而容易发生骨折的全身性骨病，临床上常分为原发性骨质疏松症和继发性骨质疏松症两类。本病属于中医学"骨痿""骨枯""骨痹""骨痒""虚劳""腰痛"等范畴。

二、临床表现

以腰背痛为主的骨性疼痛（尤以脊柱两侧及两侧肩胛骨上下明显），驼背，身长缩短，容易引起脆性骨折，呼吸功能下降等。

三、易发人群

（一）体质特征

骨量减少人群和骨质疏松高发人群的体质类型是气虚质、

阳虚质、阴虚质、痰湿质、血瘀质、气郁质等六种偏颇体质。

（二）性格情志特征

　　长期的抑郁或焦虑状态可以降低人体的骨密度，长期负面的情绪会导致体内酸性物质的沉积，引起钙质流失，出现骨质疏松。

（三）年龄与性别特征

　　骨质疏松症的发病率随着年龄的增加而逐渐增高，人类的骨量到35岁时达到高峰，然后开始逐渐减少，骨密度及强度均下降，到80岁时，人体的骨矿含量比35岁高峰时减少了一半。另外，女性在绝经后会出现骨量丢失增加，50岁以后的女性骨质疏松症的发病率要比同龄男性高出2倍以上。

（四）生活方式与环境特征

1. 饮食因素

　　钙摄入不足，维生素D、维生素C、维生素K长期摄入不足，容易引起骨折。

2. 烟酒嗜好

　　长期被动吸烟及过量饮酒的人，骨密度显著降低。

3. 生活起居

　　经常熬夜或长期缺乏锻炼者，随着年龄的增加，钙的流失会逐渐加重。长年卧床的老人，钙的丢失更加明显。

4. 环境因素

长期缺少日光中的紫外线照射，可使活性维生素 D 的生成减少，进而导致骨密度降低。

（五）职业与工作习惯特征

经常坐办公室工作者、职业司机等，在长时间处于缺乏户外运动状态下，体内维生素 D 水平偏低，容易发生骨质疏松。

（六）其他特征

代谢性疾病，如皮质醇增多症、甲状腺功能亢进症、糖尿病等；结缔组织疾病，如系统性红斑狼疮、类风湿关节炎、干燥综合征等；胃肠疾病和营养性因素，如胃切除、营养性蛋白质缺乏、酒精中毒、低钙饮食等；肝肾疾病，如慢性肝脏疾患、慢性肾炎血液透析等，以及肿瘤，如多发性骨髓瘤转移癌、单核细胞性白血病等。具有以上情况者易发生骨质疏松症。此外，长期服用皮质类固醇激素、抗癫病药、抗肿瘤药、甲状腺素和抗抑郁药等，患骨质疏松症的概率更大。

四、调养方法

（一）情志调治

患者应该多与人沟通，乐观对待生活，避免过大的情绪波动，同时，家属或医护人员要多与患者进行沟通交流，主动介绍疾病的相关知识，帮助患者确立正确的认知，既要降低患者过高的期望值，也要鼓励患者进行持续有效的治疗。

（二）起居调治

避免熬夜、久视久卧。不要做剧烈运动，行走和上下楼梯时要避免跌倒，以免造成骨折。选用床垫切忌走极端，不睡太软或太硬的床。改变体位时动作不能太猛。

（三）饮食调治

1. 合理膳食

通过多吃含钙食物来增加钙的摄入量。牛奶、骨头汤、海产品和绿叶蔬菜中含有较为丰富、可供人体吸收的钙离子，多吃这些食物有利于增加钙的摄入。蛋白质的摄入对老年性骨质疏松症的预防尤为重要。鸡蛋、瘦肉、牛奶、豆类和鱼虾都为高蛋白质食物，应当合理搭配，达到补益气血、强壮筋骨之目的。

2. 戒烟忌饮

骨质疏松症患者应戒烟，忌饮酒、浓茶、咖啡和碳酸饮料。

（四）药物调治

一些药膳对骨质疏松的防治有效。

1. 海米海带冬瓜汤

取海米、海带、冬瓜适量，盐少许，加水煲汤，此药膳有补充蛋白质和钙质的作用。

2. 枸杞当归排骨汤

取猪排骨、枸杞子、当归适量，加适量清水及葱、姜、精盐、米醋、料酒等，文火蒸烂。此药膳可补血活血，强腰健骨。

3. 杜仲木瓜羊肉汤

用木瓜1个，去皮、籽，榨汁，另取杜仲、羊肉适量，加水及生姜、葱、料酒、盐等佐料，共放入炖锅中，煮沸后文火慢炖至肉烂食用。此药膳适用于骨质疏松症引起的痉挛疼痛的辅助食疗。

（五）针灸调治

针灸治疗骨质疏松症可有效缓解患者的症状，减轻患者痛苦。

1. 体针

以背俞穴、夹脊穴、原穴和八会穴为主，在专业医生指导下进行预防治疗。

2. 耳针

取肾、肝、脾、内分泌、肾上腺、皮质下等穴，用短毫针刺，或用王不留行籽、白芥籽贴压。

（六）推拿调治

轻度骨质疏松症患者可在医生指导下选取上肢、下肢及背部相关穴位进行来回适度揉搓，并可配合拔火罐、热疗等。

严重骨质疏松症患者，骨皮质变薄，骨小梁纤细，不能耐受力量，打个喷嚏都可能导致骨折，所以禁止推拿。

（七）功法调治

适合骨质疏松症患者练习的健身方法有易筋经、五禽戏等，练习中可以根据骨质疏松症的病情程度，进行全套练习或有选择性地进行单个动作练习。

（八）动静调治

活动要量力而行，劳逸结合，循序渐进，持之以恒。对于老年骨质疏松症患者，适宜的运动有散步、太极拳、游泳、舞蹈、老年体操等。无论在家或在户外活动，都要注意选择干燥地面，穿舒适的鞋等，以减少跌倒的危险。

（九）其他调治

1. 刮痧

点刮大椎、肝俞、脾俞、肾俞；再从大椎穴旁沿夹脊穴两侧向下，尽可能长地进行刮拭；最后刮拭胸背到腰两侧的肌肉。注意刮拭力度适中、均匀，以皮肤出现轻度紫红色为度。

2. 熨敷

单用粗盐或添加干姜、小茴香等辅助中药炒热，制成药袋，敷熨背俞穴、夹脊穴和疼痛部位。

3. 拔罐

将罐吸拔在大椎穴，手握罐底，沿背俞穴和夹脊穴上下来回推移，至皮肤潮红为止。

4. 贴穴

用当归、红花、伸筋草、透骨草、骨碎补、川续断、杜仲等中药制成药饼，贴敷在肝俞、脾俞、肾俞及阿是穴，以达到强筋健骨的功效。

5. 日光浴

每日上午8~10时，下午3~4时为最佳日照时间。一般从5分钟开始，以后可每次增加5分钟，若全身反应良好，可延长到30分钟，冬季照射时间可适当延长。

五、名家经验

1. 石印玉诊治经验（摘录自《石氏伤科石印玉临证经验集萃》）

石老常用补肾填精方药治疗骨质疏松症，如用淫羊藿、肉苁蓉、补骨脂补肾阳益精血；何首乌、石斛补肝肾之阴；牡蛎归肝肾之经。考虑到骨质疏松症的治疗疗程较长，在中医各种治疗方法与药物剂型中，胶囊服法较为方便，如石老常用的制剂有密骨胶囊（由何首乌、淫羊藿、骨碎补等7味中药组成）、仙灵骨葆（由淫羊藿、续断、补骨脂、地黄、丹参、知母等药物组成），在药物治疗骨质疏松症的同时，也应辅以适当的锻炼（如打太极拳）来促进气机流通，有利于经脉濡养功能的改善。

2. 刘庆思诊治经验（摘录自《新中医》）

刘老首次提出"补肾壮骨，健脾益气，活血通络"为骨质疏松症的治疗原则，研制出偏补肾阳的中药骨康口服液（补骨脂、骨碎补、淫羊藿、何首乌、熟地黄、黄芪、大枣、当归、丹参），兼顾肾阴不足。若阳虚寒湿盛，配吴茱萸、干姜、附子等温阳祛寒湿之品；若阳虚而兼水肿症状明显者，配以茯苓、泽泻、木香、佛手、香橼等以行气利水而消肿；若兼肝郁诸证明显者，伍以川楝子、香附、薄荷、柴胡、白芍等疏肝柔肝以解郁。

第十八节　慢性疲劳综合征

一、概述

慢性疲劳综合征是以疲劳、低热（或自觉发热）、咽喉痛、肌痛、关节痛、头痛、注意力不易集中、记忆力下降、睡眠障碍和抑郁等非特异性表现为主的综合征。由于人们在年龄、适应能力、免疫力、社会文化层次等方面所存在的差异，慢性疲劳综合征的表现也错综复杂。大量研究发现，此病的发生与社会环境、经济文化、生活方式和遗传因素等密切相关。中医学并没有慢性疲劳综合征的病名，其多归于中医的"虚劳""萎黄"等病证中。

二、临床表现

慢性疲劳综合征以慢性疲劳为主要特点。患者表现为活动能力下降，持续6个月或更长时间；劳累后不适超过24小时；睡眠障碍为主要症状，可伴随记忆力减退或注意力不集中；咽喉痛；颈部或腋窝淋巴结肿大；无法解释的肌肉或关节痛；头痛；消化系统问题，如肠易激综合征；寒冷和盗汗；对食物、气味、化学物质、光或噪声过敏和敏感；气促；心律不齐等。

三、易发人群

1. 压力过大人群

长期压力过大，精神紧张，缓解或释放压力的机会与途径有限，运动量少，免疫力下降，会导致大脑过度疲劳，产生头晕、头痛、乏力等症状，引起慢性疲劳综合征。建议患者平时调整好心态，避免过度紧张，注意休息，保证充足的睡眠。

2. 作息不规律人群

作息不规律人群容易出现内分泌紊乱的情况，会导致身体免疫力下降，从而引起慢性疲劳综合征。建议患者平时调整好生活习惯，保持充足睡眠，避免熬夜。

3. 不良生活习惯人群

平时不注意合理饮食，长期大量吸烟、酗酒，可能会加重肝脏的负担，容易引起酒精性肝炎、脂肪肝等疾病，从而诱发慢性疲劳综合征。建议患者改变不良生活习惯，戒烟戒酒。

4. 内分泌紊乱人群

长时间熬夜或精神压力过大，对生活、事业、感情、家庭等思虑较多，可能会导致体内激素分泌紊乱，从而诱发该疾病。建议患者保持良好的心态，放松心情，必要时也可以遵医嘱服用药物进行治疗。

5. 免疫力低下人群

患者存在免疫力低下的情况，身体容易受到细菌、病毒等入侵，从而引起该疾病。建议患者在日常生活中适当进行体育锻炼，如慢跑、游泳等，能够增强自身免疫力，必要时可以遵医嘱服用提高免疫力的药物进行治疗。

四、调养方法

1. 常规调养

避风寒，适寒温，减少伤风感冒；调饮食，戒烟酒；慎起居，适劳逸，适当安排工作、学习与锻炼；畅情志，少烦忧，保持情绪稳定，舒畅乐观，有利于此病的恢复。

2. 针灸

主穴为胸、腰夹脊穴，足三里，阳陵泉。每次选取双侧6个穴位，常规针刺，留针30分钟，隔日1次，2周为1个周期。

3. 功法

练习八段锦，功法简单易学，内养正气，提升精气神。

4. 足浴

当归9克，白术12克，茯苓9克，熟地黄9克，川芎6克，巴戟天9克，红枣5枚。每日浴足1次。

5. 药膳食疗

（1）杜仲羊肾粥：羊肾2个，杜仲15克，食盐、姜、葱、料酒适量，加适量清水熬成稀粥。每日1剂，分2次服食。

（2）羊肝当归饮：羊肝320克，猪瘦肉320克，当归20克，枸杞子12克，干枣30克，党参20克，生姜5克。全部材料放入煲内，武火煮滚，慢火煲2小时，加盐调味即可饮用。每日1～3次，每次150～200毫升。

（3）熟地山药粥：熟地黄5钱，山药30克，茴香9克，茯苓18克，粳米100克，红糖适量。将药材煎煮取汁，加入粳米一起煮成稀饭，加糖调味即可。每日早晚分服。

（4）桂圆鸡心汤：鸡心150克，龙眼肉50克，红枣3颗，葱丝6克，姜丝5克，盐6克，胡椒粉3克，料酒10克，味精3克，香油5克，高汤1000毫升。当膳用，每日早晚服，每次一小碗，2～3周为1个疗程。

五、名家经验

1. 梅建强治疗失眠经验（摘录自《天津中医药大学学报》）

梅教授强调，失眠以阳气不振为本，肝失调达为标，神志不宁贯穿始终，治以扶阳调肝为主，辅以安神定志之品，整体治疗，兼顾局部，拟安眠方。药物组成：酸枣仁30克，补骨脂、鹿角霜、龙骨、牡蛎、夏枯草、钩藤、百合、白芍、首乌藤、龟甲各20克，柴胡、茯苓、玫瑰花各15克，生地黄、香附、佛手各12克，川芎、知母各9克，桂枝、炙甘草各6克。

2.国医大师张磊经验（摘录自《全国名医学术思想研究分会年会资料汇编》）

慢性疲劳综合征的发生多与情志内伤、饮食不节、烦劳过度、禀赋薄弱等因素相关。临证应从整体出发，以脾、肝、肾三脏为着眼点，阴阳虚实兼顾，寒温补泻统筹。针对脾阳受损，脾气不健引发的疲劳，拟经验方涤浊汤加减治疗；对肝郁气虚血弱造成的疲劳，以逍遥散为主方加减治疗；对肾亏元气虚损所致虚劳诸证，以六味地黄丸为主方加减治疗。在药物治疗的同时，提倡劳逸结合，饮食有节，作息规律，锻炼养生，振奋精神，舒畅情志，促进疾病康复。

3.娄玉钤经验（摘录自《中医杂志》）

慢性疲劳综合征以气虚、肝郁气滞为主，兼有血虚、痰瘀，故治宜益气养血、疏肝解郁，娄教授自创经验方益气疏肝汤。此外，娄教授指出，在兼夹痰湿、血瘀、郁热等标实之证时，要注意扶正不碍邪、祛邪不伤正。补气时慎用容易引起气滞的药物，如人参、党参等，避免使用损伤脾胃的药物，且理气药不宜过多，以免加重气虚。

4.王晓燕经验（摘录自《陕西中医》）

王老认为，慢性疲劳综合征病因为先天禀赋不足，肾气肾阳亏虚，后天饮食不节、劳逸过度、情志不遂致肝脾气虚，制定出益气健脾补肾法治疗慢性疲劳综合征的思路。方药选用升陷汤并肾四味加减。

升陷汤选自张锡纯的《医学衷中参西录》，组方如下：黄芪、党参、白术、柴胡、桔梗、升麻、生麦芽、菟丝子、淫羊藿、补骨脂、枸杞子、甘草、生姜等；肾四味为老中医李可常用补肾强肾方，主要组成为：补骨脂、枸杞子、淫羊藿、菟丝子。另外，根据不同兼症可增加药味，如兼肺气虚，易感冒、汗出者，加玉屏风散化裁；兼心气虚，出现心慌气短、心悸，加生龙骨、生牡蛎、麦冬；兼气阴两虚，出现咽痛、口舌生疮，加知母、麦冬、五味子；眠差多梦明显者，加茯苓、生龙骨、生牡蛎、炒枣仁、远志；兼阳虚，出现四肢不温、腰膝酸冷者，加制附片、干姜、肉桂。

第十九节　贫血

一、概述

贫血指各种原因导致的外周血红细胞容量减少，低于正常范围的下限，不能运输足够的氧至组织而产生的综合征。在中国成年男性血红蛋白＜120g/L，成年女性（非妊娠期）血红蛋白＜110g/L，孕妇血红蛋白＜100g/L即可诊断。贫血属于中医"血虚""虚劳""虚损""萎黄"等范畴。

二、临床表现

中医认为，本病由先天禀赋不足，或长期失血，妊娠失养，饮食不节，劳倦过度，久病虚损等引起脾胃虚弱，气血生化匮乏，精气血亏虚所致。

1. 气血不足

气血不足，外不能濡养头面与四肢百骸，则面色萎黄，倦怠乏力，爪甲脆薄，唇舌淡白；内不能布陈五脏六腑，心失所养，则心悸怔忡。

2. 脾气亏虚

脾气亏虚，运化无力，则胃纳呆滞；失于输布津液，水湿潴留，症见腹胀浮肿。

3. 肝血不足

肝血不足，失于血养，见头晕目眩。

4. 肾精不足

肾精不足，见耳鸣失聪、腰膝酸软。

三、易发人群

贫血的发生，与饮食习惯、既往用药、职业、慢性病史、生育史、体重变化、家族遗传史等各种因素有关，因此孕产妇、胎儿、老年人、手术大出血者、慢性失血者、血液系统疾病患者、月经异常女性，以及长期用药不合理、营养不良的人群，容易发生贫血。总体来说，贫血的发生率女性要大于男性，老人、幼儿要大于成人。

四、调养方法

1. 常规调养

注重病前预防，若因原发病引起的贫血应积极治疗引起贫血的原发疾病；注意劳逸结合，避风寒，慎起居，保证充足睡眠，避免过劳；畅情志，消除紧张等不良情绪，保持心态平和、精神愉快；适当运动锻炼，提高身体免疫力。在日常生活中应加强饮食调理，合理调配饮食结构，食物必须多样化，不应偏食，否则会因某种营养素的缺乏而引起贫血。食物要富有营养、易于消化。饮食应有规律、有节制，严禁暴饮暴食，增加含铁、维生素 B_{12} 丰富的食物，如猪肝、猪血、瘦肉、奶制品、豆类、大米、苹果、绿叶蔬菜等。适当补充酸性食物有利于铁剂的吸收。积极防治月经病，忌食辛辣、生冷不易消化的食物。平时可配合滋补食疗以补养身体，积极防治并发症。

2. 针刺

主穴分两组：①膏肓、肝俞、四花、三阴交。②脾俞、胃俞、肾俞、气海、足三里、阴陵泉。配穴：心悸、气短配内关、膻中；纳减、腹胀、嗳气、恶心、呕吐，配中脘；腹泻配天枢、大肠俞；头晕、耳鸣配百会、风池；月经不调配天枢、关元。10次为1个周疗程，每疗程间隔2日。两组主穴按疗程交替使用。

3. 艾灸

百会、心俞、气海、血海、膏肓、关元、足三里，配膈俞、脾俞、胃俞、肾俞、三阴交、曲池，每日1次，每穴灸5~15壮，以患者感到舒适无灼痛感、皮肤潮红为度。

4. 按摩

按揉百会、足三里、神门、大陵，足部肾、心、脾、肝穴，各3分钟，每日1次，15次为1个疗程。配穴：睡眠多梦者，加揉双侧神门穴各2分钟；阴虚内热者，临睡前用手掌擦涌泉穴100次，使之发热。

5. 刮痧

气海、肺俞、膏肓、合谷、足三里、三阴交、涌泉。采用间接刮法。①在患者背部膏肓、肺俞穴处放一层薄布，薄布用红花油浸透，然后再用刮痧板在布上刮拭，以透热为度。②用拇指揉法点揉腹部气海穴，以酸胀为度。③在患者下肢部足三里、三阴交穴处放一层薄布，薄布用红花油浸透，然后再用刮痧板在布上刮拭，以透热为度。④用拇指揉法点揉手部合谷穴、足部涌泉穴，以酸胀为度。

6. 耳穴

取一侧的脾、肾、肝穴。配穴：取另一侧的肾上腺、大脑皮质、皮质下穴，两侧交替用王不留行籽贴压，每日按压6~8次（每2小时左右治疗1次），每个穴位每次按压3~5分钟，按压的力量以有明显的痛感但又不过分强烈为度。

7. 足浴

神曲人参方加减：神曲20克，茯苓15克，生地黄、白术、白芍各12克，当归10克，人参8克。将上述诸药放入药罐中，清水浸泡20分钟，加水2000毫升煎汤，煮沸20分钟后去渣取汁，待温后足浴。每次30分钟，每日2次，每日换药1剂，每剂煎汤2次，10日为1个疗程，每疗程间隔5日。适用于脾胃虚弱、气血亏损、倦怠无力、食欲缺乏、面色萎黄、心悸气短等。

8. 药膳

选择富含铁的食物，合理安排餐次和食物种类，食欲差、胃纳少者可少量多餐。

（1）当归党参炖乌鸡：乌鸡1只，当归、党参各15克，葱、姜、料酒、精盐各适量。将当归、党参分别洗净，将乌鸡除内脏，把当归、党参、葱、姜、料酒、精盐放入乌鸡腹内，将乌鸡放入锅内，加水适量，置大火上烧沸，改用小火炖至乌鸡肉熟烂，吃乌鸡肉、喝汤，可益气养血、补虚强身。

（2）木耳红枣汤：黑木耳30克，大枣20枚。木耳、红枣泡发洗净，共放锅中加水适量煮汤，汤成后加入少许红糖调味。每日1剂，吃枣喝汤，可补肾养血。

（3）大枣阿胶粥：阿胶15克，糯米100克，大枣10克。将阿胶捣碎，大枣去核与糯米煮粥，粥成时入阿胶稍煮，搅令烊化即成，每日早晚餐温服，可养血止血。

（4）猪肝菜粥：猪肝、粳米各100克，油菜150克。将猪肝切片，油菜洗净切段，粳米加水熬成稀粥，然后放入猪肝和油菜，加少许葱花、姜片及盐调味，至猪肝熟即可，可补肝养血。

（5）猪血油菜粥：猪血100克，鲜油菜适量，粳米100克。

将猪血切成小块放沸水中稍煮，捞出；油菜放入沸水中，略烫一下，捞出后切细；粳米加水煮粥，待粥成时放入猪血、油菜，调味即可，可养血补血。

（6）鸡蛋猪腰粥：鸡蛋1个，猪腰1个，糯米60克。猪腰去筋膜切片，鸡蛋打碎加入调料拌匀，糯米煮粥，将成时加入鸡蛋、猪腰稍煮即可，可作早晚餐或点心服食，可补肾健脾。

（7）当归羊肉羹：当归25克，黄芪25克，党参25克，羊肉500克，葱、生姜、食盐、料酒、味精各适量。将羊肉洗净，放入锅内，同时将葱、生姜、食盐、料酒投放锅内，将当归、黄芪、党参装入纱布袋内，扎好口，放入锅内，加水适量，武火烧沸，再用文火烧烂羊肉即成。食用时加入味精，吃肉喝汤。功用：养血补虚。

五、名家经验

1. 梁贻俊经验方——生血增白汤（摘录自《中国中医药报》）

组成：赤芍30克，首乌20克，枸杞子20克，女贞子20克，淫羊藿20克，菟丝子20克，白术15克，人参10～20克，当归10克，肉桂3～6克。

主治：贫血、慢性再生障碍性贫血、白细胞减少诸病，症见面色苍白，身倦懒言，动则气短，食少便溏，腰脊酸冷，两足痿弱者。

用法：人参另煎兑服；余药以水900毫升浸泡2小时，用中小火煎40分钟倒出；二煎以水700毫升煎30分钟倒出。早晚空腹温服。

2. 宗维新经验方——苍玉潜龙汤（摘录自《北京市老中医经验选编》）

组成：生地黄30克，龟甲9克，生石膏18克，龙齿24克，天花粉、丹皮各9克，沙参15克，白芍18克，藕节炭、白茅根各30克，牛膝9克，十灰散24克（包煎），羚羊角面3克（冲服）。

主治：再生障碍性贫血（虚阳上亢型）。

用法：每日1剂，水煎，分2次服。

3. 张海峰经验方——加味举元煎（摘录自《豫章医萃——名老中医临床经验精选》）

组成：山药30克，党参30克，白术20克，大枣50克，茯苓15克，干姜10克，炙甘草10克，神曲15克，桂枝5克，柴胡10克，当归15克，川芎15克，白芍15克，地黄15克，麦冬20克，阿胶（烊化）15克，黄芪30克，制何首乌30克，鸡血藤30克，枸杞子15克，鹿角胶（烊化）15克，补骨脂15克。

主治：再生障碍性贫血。症见头晕、乏力、耳鸣、眼花、心悸、气短、少食、失眠、记忆减退、唇甲淡白，舌质淡苔白润，脉沉细无力。

用法：每日1剂，水煎服；或诸药研末，炼蜜为丸，每日2次，每次10克。

第二十节 过敏性鼻炎

一、概述

过敏性鼻炎是一种遗传和环境因素共同参与引起的，自身免疫系统过于亢进引发的，鼻黏膜反应性炎性疾病。主要表现为鼻塞、鼻痒、阵发性喷嚏、清水样鼻涕等症状。临床上分为季节性过敏性鼻炎和常年性过敏性鼻炎两种。本病属于中医学"鼻鼽"等范畴。

二、临床表现

过敏性鼻炎患者多以鼻痒、阵发性连续喷嚏、大量水样鼻涕和鼻塞等症状为主要临床特点。季节性过敏性鼻炎患者的症状可持续数周，一般在换季后即可缓解；常年性过敏性鼻炎患者的症状发作时间多不固定，多是在接触过敏原后发作，可反复出现。

1. 鼻痒

可使患者反复捏擦鼻部，有时还可伴有外耳道、软腭及咽部发痒，合并变应性结膜炎时也可有眼痒和结膜充血的症状。

2. 喷嚏

为反射性动作，呈阵发性发作，几个、十几个或数十个不等，多在晨起或夜晚发作，或接触变应原后即刻发作。

3. 鼻涕

大量清水样鼻涕，是鼻分泌亢进的特征性表现。

4. 鼻塞

程度轻重不一，可表现为间歇性或持续性，单侧、双侧或两侧交替性鼻塞。

5. 嗅觉障碍

由于鼻黏膜水肿明显，部分患者可有嗅觉减退。

三、易发人群

（一）体质特征

过敏性鼻炎患者多具有"特应性体质"，即对外界抗原较易产生特异性IgE，这种体质有一定的遗传性和家族性，与先天禀赋有关，患者除过敏性鼻炎，还易发呼吸道、消化道、皮肤等处的其他过敏性疾病，如过敏者咽喉炎、过敏性咳嗽、支气管哮喘、过敏性结肠炎、荨麻疹、湿疹、过敏性结膜炎等。

（二）性格情志特征

性格情志因素与过敏性鼻炎有一定相关性。例如长期精神紧张焦虑，悲忧过度伤及肺气、思虑过度而伤脾，或惊恐伤肾，均可影响过敏性鼻炎的发病过程。

（三）年龄与性别特征

过敏性鼻炎在任何年龄均可发病，以青壮年居多，近年有低龄化趋向，男女发病没有显著差异，普通人群中的患病率为10%～25%。随着工业化程度的进展，本病的发病率有逐年增加趋势。

（四）生活方式与环境特征

1. 生活习惯

过度劳累，长期疲劳，暴饮暴食、偏食等不良生活习惯，损伤肺脾，致肺气失宣，正气不足，卫外不固，风寒异气之邪乘虚而入，导致过敏性鼻炎的发生。

食物性过敏原不仅可以引起过敏性鼻炎，还可以引发呼吸道、消化道、皮肤等处的其他过敏反应，常见的食物性过敏原有奶类、蛋类、鱼虾蟹类、花生、芒果等。

2. 环境因素

生活、学习或工作环境中的过敏原是引发过敏性鼻炎的重要因素。如尘螨、屋尘、真菌、动物皮屑、各种树木和草类的风媒花粉等吸入性过敏原均可引起过敏反应。其中花粉和真菌孢子等是引起季节性过敏性鼻炎的主要原因；尘螨、宠物皮毛、真菌、蟑螂等极易导致常年性过敏性鼻炎；香烟、洗涤剂、化妆品中的各种酶类、香料类也是引起过敏性鼻炎的重要原因。

（五）家族遗传特征

过敏性鼻炎是一种具有遗传倾向的疾病，常表现出家族易感性，如果父母双方同时患有过敏性鼻炎，并且症状相似，那么后代的遗传概率是75%左右。如果是父母单独一方患有过敏性鼻炎，后代的遗传概率在25%～50%。

（六）职业与工作习惯特征

从事工作繁忙、压力大、体力活动较少的职业者患病率高；在潮湿、屋尘浓度高、动物皮屑多、空气中化学物质含量高的环境中工作者患病率高。一般来说，脑力劳动者的发病率高于体力劳动者，城市的发病率高于农村。

四、调养方法

（一）情志调治

过敏性鼻炎患者要注意保持健康的心态和良好的情绪，保持心情愉悦，避免压力过大，多参加一些轻松愉悦的活动，有利于减轻症状。

（二）起居调治

过敏性鼻炎患者应该避免居住在高污染的地区，如工业区或者交通繁忙的地区；保持规律化的生活起居，居室宜温暖明亮，保持通风，保持室内清洁无尘，湿度适宜；使用无致敏作用的床单及被褥并每周用热水清洗；注意不要骤然进出冷热悬殊的环境，尽量避免出入空气污浊的地方，戒烟、避免吸二手烟。

花粉或者灰尘较多的季节，注意关闭窗户，适当的佩戴口罩，减少与过敏原的接触。用温生理盐水清洗鼻腔，可以减少过敏原存留在鼻腔的时间。

（三）饮食调治

过敏性鼻炎患者，应详细了解导致过敏的过敏原，以避免接触过敏原。治疗期间不要食寒凉生冷等刺激性食物；慎食鱼、虾、蟹类等海产食物。平时注意多吃补益肺气的食物，少吃辛辣、海鲜等易引起过敏的食物，饮食以清淡健康为主，保持营养均衡，多喝水。

以下是几个过敏性鼻炎的食疗方。

1.花生米45克，粳米100克，共煮为粥，可加适量红糖调味食用，适用于过敏性鼻炎脾胃虚弱者。

2.豆豉12克，生姜9克，煮汤去渣，加入红糖10克，趁热饮用，适用于过敏性鼻炎伴鼻塞畏寒者。

3.生姜6片，葱白6段，共煮汤，加红糖适量，趁热饮用，适用于淋雨吹风受凉后过敏性鼻炎发作者。

4.百合250克，加水煮至软，加冰糖食用，适用于鼻炎伴气短乏力、胸闷者。

（四）药物调治

1.肺气虚寒型

温肺止流丹、小青龙汤，或玉屏风散合苍耳子散等加减。中成药可选用温肺止流丹、玉屏风颗粒、小青龙颗粒等。

2. 脾气虚弱型

补中益气汤、参苓白术散、四君子汤合苍耳子散等加减。中成药可选用补中益气丸、参苓白术丸等。

3. 肾阳不足型

真武汤、肾气丸等加减。中成药可选用金匮肾气丸、右归丸等。

4. 肺经蕴热型

辛夷清肺饮、泻白散等加减。中成药可选用鼻炎片、鼻炎康片等。

（五）针灸调治

1. 体针

主穴合谷穴、迎香穴、鼻通穴、印堂穴、风池穴、风府穴。根据不同证型，酌加上星穴、肺俞穴、脾俞穴、肾俞穴等，实证用泻法，虚证用补法。

2. 耳针

取神门、内鼻、外鼻、肺、脾、肾等穴。每次选取3~4穴，用毫针轻刺激、揿针或王不留行籽贴压，两耳交替。

（六）推拿调治

拇指点按双侧合谷穴1分钟，食指点按双侧迎香穴、鼻通穴、印堂穴各1分钟，双手食指在鼻梁两侧沿迎香-鼻通-印堂来回按摩，每次3分钟，每日早晚各1次。

（七）贴敷调治

用斑蝥、附子、甘遂、麻黄等研细粉，用陈醋或姜汁调，贴敷于天突穴、膻中穴、大椎穴、肺俞穴、脾俞穴、肾俞穴等处，可达温阳化气、祛风散寒等功效。

（八）熨敷调治

虚寒型过敏性鼻炎可使用熨敷调治，常选择大椎、肺俞、脾俞、肾俞等相关穴位进行盐熨法或药熨，温补肺脾肾诸脏，达到祛风散寒、升阳通窍的目的。

第二十一节　荨麻疹

一、概述

荨麻疹是由于皮肤、黏膜小血管扩张及渗透性增加而出现的一种局限性水肿反应性疾病，可分为急性荨麻疹、慢性荨麻疹及特殊类型荨麻疹。本病属于中医学"瘾疹""赤白游风"等范畴。

二、临床表现

皮肤上突然出现风团，色白或红或肤色正常；大小不等，形态不一；局部出现，或泛发全身，或稀疏散在，或密集成片；发无定时，风团成批出现，时隐时现，持续时间长短不一，但一般不超过24小时，消退后不留任何痕迹，部分患者一天反复发作多次。自觉剧痒、烧灼或刺痛；部分患者搔抓后起条索状风团；少数患者在急性发作期出现气促、胸闷、呼吸困难、恶心呕吐、腹痛腹泻、心慌心悸。急性者，发病急，来势猛，风团骤然而起，迅速消退，瘙痒随之而止；慢性者，反复发作，经久不愈，病期多在1~2个月，甚至更久。

三、易发人群

（一）体质特征

阳虚质、特禀质、气虚质是易患荨麻疹的体质类型。阳虚质患者多为30岁以上女性，平素喜食甜食，遇冷发作加重；特禀质患者一般起病在30岁以下，对多种物质过敏，常合并有哮喘、过敏性鼻炎等。

肥胖人群过厚的皮下脂肪使皮肤表面失去滋养，发达的汗腺容易造成细菌滋生，成为急性荨麻疹的易发人群。

（二）性格情志特征

精神紧张、情绪波动、抑郁等也是荨麻疹的诱发因素。

（三）年龄与性别特征

本病与年龄和性别关系不大，但女性生育后免疫力低下及更年期内分泌紊乱而引发荨麻疹的情况较多。

（四）生活方式与环境特征

1. 饮食因素

喜食辛辣食物和海鲜等容易引发过敏，从而引发或加重荨麻疹。

2. 衣被因素

冬季的衣被一般要在夏季拿出来清洗并放到阳光下曝晒，不清洁的衣被易让人患丘疹性荨麻疹。

3. 居住环境

生活在潮湿阴暗、通风不佳的环境里，如在地下室居住的人，容易患荨麻疹；生活环境中奇花异木过多易引发荨麻疹。

（五）家族遗传特征

寒冷性荨麻疹是与遗传有关的荨麻疹类型。

（六）职业与工作习惯特征

从事与花粉、化学物质、灰尘等接触过多的职业，容易患荨麻疹。

（七）其他特征

药物，如青霉素、四环素、氯霉素、链霉素、磺胺类药物、多黏菌素等抗生素，以及安乃近、阿司匹林等，可诱发荨麻疹。

四、调养方法

（一）情志调治

保持平和心态，可以使人体气机调和，血脉流畅，正气充沛，久而久之，荨麻疹等疾病就会不药而愈。

（二）起居调治

寒冷性荨麻疹患者，要注意防寒，尤其冬天要多穿衣服，夏天要少吃冷饮；热性荨麻疹患者，夏天要少运动，洗澡时水不要太热，防止太阳曝晒等。

荨麻疹最根本的防治措施是尽量避免接触各种过敏原，花粉或者灰尘较多的季节，注意关闭汽车或房间的窗户，注意环境清洁卫生，家里的床单、被套、枕套、地毯、窗帘等要经常换洗，避免尘螨引起过敏。

荨麻疹患者不宜接触及喂养宠物，因为动物皮屑、唾液及尿液中的蛋白质易引起过敏。

（三）饮食调治

避免食用容易引起过敏的食物，如牛肉、含咖啡因饮料、巧克力、柑橘汁、玉米、乳制品、蛋、燕麦、牡蛎、花生、鲑鱼、草莓、香瓜、蕃茄、小麦，以及含有香草醛、苯甲醛、桉油醇、单钠麸氨酸盐等添加剂的食物，多吃含维生素C及维生素A的食物，如菠菜、大白菜、小白菜、白萝卜等。

（四）药物调治

1. 益气固表汤

生黄芪15克，白术、防风、桂枝各9克，白芍10克，生姜6克，大枣9克，浮萍6克，白鲜皮10克，荆芥穗9克，陈皮12克，甘草9克。水煎服，每日1剂，早晚服，适用于寒冷性荨麻疹。

2. 大蓟茶

取鲜大蓟100克（干品减半），水煎，代茶饮，分2~3次饮用，适用于热性荨麻疹。

3. 黑芝麻黄酒糊

取黑芝麻9克，研碎，加白糖9克与黄酒1盅调匀，放碗内蒸半小时后服食。每日2次，早、晚空腹食用。

（五）针灸调治

1. 体针

在医生指导下发于上半身者，取曲池、内关；发于下半身者，取血海、足三里、三阴交；发于全身者，配风市、风池、大肠俞等。

2. 耳针

取神门、肺区、枕部、肝区、脾区、肾上腺、皮质下等穴，针刺后留针1小时，每次选2~3穴。

（六）推拿调治

小儿荨麻疹患者可进行推拿治疗。患儿仰卧，医生用大拇指点揉膻中穴1~5分钟；按揉曲池、风池、足三里、血海穴，每穴操作1分钟；再让患儿俯卧，医生用单掌横擦肾俞至大肠俞，以局部透热为度。患儿坐位，医生以掌按揉并推擦患儿颈项部，以透热为度；再以一手扶住患儿前额，用另一手的大拇指及中指点揉双侧风池穴，以有酸胀感为度；掐、揉血海、三阴交穴各2分钟，使酸胀感向上下扩散；患儿仰卧，医师以掌心对准肚脐，顺时针摩动5分钟。

（七）动静调治

适合荨麻疹患者的运动有跑步、游泳等户外体育运动。但如果是运动型荨麻疹患者则不建议进行运动锻炼。

（八）熏浴调治

取苦参、白鲜皮、地肤子、徐长卿、败酱草、核桃叶、紫苏、苍耳草各30克，加水煎煮后，趁热先熏后洗，每晚1次。

（九）其他调治

1. 拔罐

取大椎、肺俞、脾俞穴，留罐5~10分钟，亦可背部走罐。可加血海、曲池两个穴位，先放血，再拔罐，疗效更佳。

2. 放血

在双耳尖、双中指尖、双足趾尖经常规消毒后，用三棱针刺之，挤出少许血。

第二十二节 类风湿关节炎

一、概述

类风湿关节炎是一种病因未明的以炎性滑膜炎为主的慢性全身性自身免疫病。本病属于中医学"痹证""历节""白虎病"等范畴。

二、临床表现

类风湿关节炎主要表现为受累关节的肿胀、疼痛，晨僵，后期可出现关节畸形及功能丧失等。

三、易发人群

（一）体质特征

气虚质、阳虚质、湿热质、痰湿质者因体质特征易发本病。

（二）性格情志特征

本病是一种原因不明的自身免疫性疾病，患者性格特征多为情绪稳定性差，强烈的应激反应或致自身免疫功能的改变而罹发本病。

（三）年龄与性别特征

可发生于任何年龄，妇女经期产后，尤其是绝经以后好发，发病率为男性的2~3倍。

（四）生活方式与环境特征

1. 饮食因素

过食生冷，嗜食肥甘辛辣，以及吸烟者易伴发类风湿关节炎。

2. 生活习惯

生活不规律，过劳过逸；怕热贪凉，尤其是汗出冒风，衣着单薄暴露，关节不能保暖，易发本病。

3. 环境因素

气候寒冷潮湿，居住环境临近水湿之地，环境污染尤其是重金属污染等都易诱发本病。

（五）家族遗传特征

类风湿关节炎患者家族中其他成员的发病率比一般人群高2~10倍。

（六）职业与工作习惯特征

渔民、涵道工、清洗工等从事经常涉水受寒工作的人群；从事野外、丛林工作常露宿受凉者也易受寒湿入侵而发本病。

（七）并发疾病特征

类风湿关节炎无特效药，病情反复，患者常因治疗不及时或得不到有效控制而致残，严重的晚期患者可死于继发感染，其中血管炎是类风湿关节炎预后不良的因素之一。

四、调养方法

（一）情志调治

愉悦情志，勿抑郁恼怒、忧思悲观，特别要克服焦虑的心理，树立信心。注意身心调摄，养生保健以配合医疗。

（二）起居调治

经受寒湿是诱发本病的重要因素。炎热之天，切不可汗出当风，或睡于风口，更不要让电风扇直接吹身体，也不要在冷气房内赤身睡觉，不在屋檐、走廊、过道等风强处驻留休眠，注意保暖，避免受凉、淋雨。生活要有规律，注意劳逸结合，适度锻炼，提高抗病能力。

（三）饮食调治

宜选择清淡容易消化的食物，忌辛辣、油腻及冰冷的食物。薏苡仁、山药、扁豆、豆腐、芹菜、苦瓜、丝瓜、大枣、香菇、黑木耳等具有改善新陈代谢，减少脂肪的摄取，达到清热解毒、消肿止痛作用，有助于缓解关节炎症状；适当补充维生素A、维生素C、维生素D、维生素E，或富含钙、铁、铜、锌、硒等矿物质的食物，以增强免疫力及预防组织氧化或贫血。高脂肪类食物对关节有较强的刺激作用，故患者不宜多吃。

（四）药物调治

1. 防风粥

防风10～15克，葱白2根，粳米50～100克。将防风、葱白水煎，煮取药汁备用。粳米煮粥，待粥将熟时加入药汁，共煮成粥。一日2次，趁热服食。适用于类风湿关节炎肢体关节疼痛、痛处游走不定、关节屈伸不利者。

2. 桂枝粥

桂枝10克，大米100克，葱白2根，生姜3片。将桂枝洗净，放入锅中，加潜水适量，浸泡5～10分钟后，水煎取汁，加大米煮粥，待熟时调入葱白、姜末，再煮一二沸即成，每日1～2剂，连续3～5天。适用于类风湿关节炎骨节酸痛等。

3. 二活粥

羌活、独活各10克，大米100克，白糖少许。将羌活、独活放入锅中，加清水适量，水煎取汁，加大米煮粥，待熟时调入白糖，再煮一二沸即成，每日1剂。适用于类风湿关节炎头痛身痛、肩臂肢节疼痛等。

4. 薏仁绿豆汤

薏苡仁和绿豆一起煮汤常服，适用于类风湿关节炎。

5. 蕲蛇酒

取蕲蛇、寻骨风、五加皮、威灵仙等用酒浸泡，制成药酒，有祛湿通络之效，可用于类风湿关节炎关节疼痛等症。

（五）针灸调治

1. 体针

取穴分为3组。第一组取上肢与脾脏相关的穴位。第二组取下肢与脾脏相关的穴位。两组穴位交替使用，选用双侧穴位。第三组取受累关节附近的穴位或受累器官相关神经节段区内的穴位。

2. 耳针

常取脾、皮质下、肾上腺、交感等，双侧交替使用。用短毫针刺或用王不留行籽、白芥籽贴压。

（六）推拿调治

用棉花蘸酒、桉叶油，进行局部擦揉，并配合穴位推拿。取穴包括曲池、合谷、肩井、风池、阳溪、内关、脾俞、肾俞、肝俞、委中、足三里、阳陵泉、悬钟、太溪、涌泉等。

（七）动静调治

参加力所能及的体育煅炼，如打太极拳、做康复操、散步、慢跑等，并结合局部关节运动以舒展关节，注意防止运动时损伤关节、筋膜，增加病痛。

（八）娱乐调治

可参加的娱乐活动有歌咏、书法、下棋、看戏剧或喜剧表演、游戏、游园等，娱乐形式因人而异，选择合适的娱乐方式即可。

（九）熏浴调治

海桐皮、海风藤、络石藤、苏木、降香、油松节、艾叶、五加皮、透骨草、伸筋草等煎取药液熏浴，并在熏浴时配合适当的关节运动。

（十）其他调治

1. 刮痧

取发病关节附近、脊背部、膀胱经的穴位进行刮痧治疗。

2. 熨敷

用芒硝或有辛温走窜作用的中药，如细辛、桂枝、麻黄、苏木、油松节等制成药袋，炒热，趁热敷熨关节部位，对肿痛偏寒湿者有益。

3. 拔罐

关节部位不适宜拔罐，可选择关节附近肌肉丰满、皮下组织充实处拔罐，并结合背部督脉、膀胱经所循部位拔罐。

4. 贴穴

将雷公藤、白芥子、麻黄、麝香、生姜等中药制成的药饼，贴敷于关节附近穴位，并加用大杼穴、足三里、大椎穴等。

此外，蜂疗、热疗、蜡疗、超声波、中药离子导入等治疗，有助于维持及恢复关节功能。

五、名家经验

1. 乔仰先经验方——温经消风活血汤（摘录自《当代名医临证精华》）

组成：川乌6克，炙麻黄6克，熟附子15克，桂枝6克，细辛3克，黄芪20克，白芍15克，甘草6克，防风15克，防己15克，秦艽15克，炙天地龙1条，炙蜈蚣1条，乌梢蛇15克，生薏苡仁30克。

主治：类风湿关节炎属风寒湿痹者，症见关节酸痛、畏风怕冷，渐致多关节红肿疼痛、畸形，行动维艰，双手不能伸直和紧握等。

用法：水煎服，每日1剂，早晚各服1次。

2. 汪履秋经验方——通用痛风方（摘录自《当代名医临证精华》）

组成：生麻黄5克，苍术10克，川桂枝6克，防风10克，威灵仙10克，制胆南星10克，桃仁10克，红花10克，雷公藤15克，全蝎8克，防己10克。

主治：类风湿关节炎属风湿入络、痰瘀痹阻者，症见肢体关节晨起僵硬强直疼痛，局部肿胀变形者。

用法：水煎服，每日1剂，早晚各服1次，病情严重者日服2剂。

第二十三节　痛风

一、概述

痛风是一种由于单钠尿酸盐沉积所致的晶体相关性关节病，与嘌呤代谢紊乱和/或尿酸排泄障碍所致的高尿酸血症直接相关。其临床特征为血清尿酸升高、反复发作性急性关节炎、痛风石形成及痛风石性慢性关节炎、关节畸形，以及尿酸性尿路结石，肾小球、肾小管、肾间质及血管性肾脏病变等，重者可出现关节残疾和肾功能不全。

痛风从发病来源上划分，可以分为原发性、继发性和特发性3类。其中，原发性痛风占绝大多数。原发性痛风指在排除其他疾病的基础上，由于先天性嘌呤代谢紊乱和/或尿酸排泄障碍所引起，由遗传因素和环境因素共同致病，具有一定的家族易感性。继发性痛风指继发于肾脏疾病或某些药物所致的尿酸排泄减少、骨髓增生性疾病及肿瘤化疗所致的尿酸生成增多等。特发性痛风是原因未知的痛风。

二、临床表现

典型痛风性关节炎可见受累关节红、肿、热、触痛及活动障碍，可见皮下及关节痛风结节、关节畸形等。

1. 急性痛风性关节炎表现

痛风性关节炎中青年男性多见，往往在高嘌呤饮食、饮酒、劳累、受凉或夜间发生，疼痛进行性加剧，在12小时左右达高峰，呈撕裂样、刀割样或咬噬样，疼痛多为中重度。受累关节及周围组织红、肿、热、痛和活动受限。首次发作多侵犯单关节，特别是第一跖趾关节，症状持续数天至数周可完全自然缓解，之后发作，部分患者仍累及该部位，反复发作则受累关节逐渐增多，症状持续时间延长，关节炎发作间歇期缩短。其他累及部位多为足背、足跟、踝、膝、腕和肘等关节，可同时累及多个关节，表现为多关节炎。部分患者可有发热、寒战、头痛、心悸和恶心等全身症状，可伴白细胞计数升高、红细胞沉降率增快和C反应蛋白增高等。

2. 间歇发作期表现

急性发作缓解后，经一段时间复发，也多在高嘌呤饮食、饮酒、劳累、受凉后发作。长期显著的高尿酸血症导致大量单钠尿酸盐晶体沉积于皮下，关节滑膜、软骨、骨质，以及关节周围软组织，形成皮下痛风石和慢性痛风石性关节炎，造成持续关节肿痛、压痛，关节畸形及功能障碍。

3. 痛风石

痛风首发症状出现未经治疗的患者，多年后约70%可出现痛风石，常出现于第一跖趾关节、耳郭、前臂伸面、指关节、肘关节等部位。痛风石可小如芝麻，大如鸡蛋或更大，受挤压后可破溃或形成瘘管，有白色豆腐渣样排出物。

4. 肾脏病变

①急慢性尿酸盐肾病。②尿酸性尿路结石。

5. 眼部病变

肥胖痛风患者常反复发生睑缘炎，眼睑皮下组织中出现痛风石，有的逐渐长大、破溃形成溃疡而使白色尿酸盐向外排出。部分患者可出现反复发作性结膜炎、角膜炎与巩膜炎。在急性关节炎发作时，常伴发虹膜睫状体炎。患者眼底往往轻度充血，视网膜可发生渗出、水肿，或出现渗出性视网膜脱离。

三、易发人群

由于受地域、民族、饮食习惯的影响，高尿酸血症与痛风的发病率差异较大，其发病率随年龄增长及血清尿酸浓度升高和持续时间延长而增加。据估计，我国痛风的患病率为1%～3%。痛风患者男女比例为（15～20）∶1，女性患者多在绝经后发病。

痛风以40岁以上男性肥胖者，平素摄入肉类食品（尤其是动物内脏）、果糖、含酒精饮料较多者容易出现。除此之外，有家族遗传史者、受寒者、剧烈运动者也是易发人群。

四、调养方法

1. 痛风调养的目的

控制高尿酸血症，预防尿酸盐沉积，迅速控制急性关节炎发作，防止尿酸结石形成和肾功能损害。

2. 痛风调养原则

（1）限制饮酒，包括含有酒精的食品，如醪糟等。

（2）减少高嘌呤食物摄入，如动物的心、肝、肾，豆制品等。

（3）防止剧烈运动或突然受凉。

（4）减少富含果糖饮料的摄入。

（5）大量饮水，每天饮水2000毫升以上，以增加尿酸的排泄。

（6）控制饮食总热量，控制体重。高尿酸血症和痛风常与代谢综合征伴发，应积极行降压、降脂、减重及改善胰岛素抵抗等综合治疗。

（7）增加新鲜蔬菜的摄入。

（8）规律饮食和作息，避免暴食、过劳和精神紧张。

（9）规律运动和禁烟。

除此之外，还要注意慎用抑制尿酸排泄的药物，如噻嗪类利尿药等；避免痛风的诱发因素和积极治疗相关疾病。

另外需要注意，碱性药物碳酸氢钠可碱化尿液，使尿酸不易在尿中积聚形成结晶，成人口服每日3～6克，但是长期大量服用可致代谢性碱中毒，并且因钠负荷过高引起水肿。

五、名家经验

赵玉庸经验

赵老的经验是养成良好的饮食习惯，一日三餐有规律，和调五味，食有节制。具体可用"九个不"来概括。

第一，食量不过饱。赵老的饮食原则是先饥而食，食不过饱，未饱先止，进食量以七八成饱为宜。

第二，饮食不偏嗜。谨和五味，合理搭配，勿使过偏。人体对营养的要求是多方面的，要避免偏食和饮食单调，只有饮食合理搭配才能够保证机体所需要的各种营养素。

第三，荤菜不过量。赵老平素多以素食为主，尽量少吃荤食。

第四，牛奶、鸡蛋不可断。赵老习惯每天喝250毫升牛奶，保证吃一个鸡蛋，鸡蛋的烹制可选用煮、蒸、炖等方式。

第五，蔬菜不过少。合理的饮食结构需蔬菜辅佐、补充，才能使机体所必需的各种营养素得以充实、完善。

第六，水果不要贪。鲜果和干果，均含有丰富维生素、微量元素、膳食纤维和有机酸。在人体摄取营养素时，水果起到辅佐和协助的作用，但是不能作为主食来吃。

第七，饮水不可忽。多喝水可以补充体液，增强血液循环，促进新陈代谢。多喝水还可以促进腺体分泌，尤其是消化腺中胰液和胆汁的分泌，以利消化、吸收和排泄废物，减少代谢产物中的毒素对肝脏和肠道的损害。

第八，油盐不要超。赵老认为淡食最宜人，以轻清甘淡食物为好。

第九，不滥用药物及补品。"是药三分毒"，赵老特别反对随意服用补品、滥用药物。现代人饮食充足，营养丰富，大有营养过剩之虞，少有体虚之证，随意服用营养品或补品往往适得其反。赵老强调要根据本人病情或实际需要，只服用必须服用的药物，能少吃药就不多吃药，能吃中药就不吃西药，不盲目信从保健药，不轻易服用补品。

第二十四节　颈椎病

一、概述

颈椎间盘退行性变本身及其继发性改变刺激或压迫邻近组织并引起各种症状和／或体征，称为颈椎病。

二、临床表现

颈椎病的临床症状较为复杂。主要有颈肩背疼痛，上肢疼痛、麻木和无力，手指麻木，下肢无力，行走困难，头晕、恶心、呕吐，甚至视物模糊、心动过速及吞咽困难等，有些患者甚至出现类似于心绞痛症状的胸部疼痛。颈椎病的临床症状与病变部位、组织受累程度及个体差异有一定关系。

三、易发人群

人体生理结构和生活工作、学习习惯等因素，造成颈椎病在人群中普遍易感，各个年龄段均有发作。颈椎间盘源性疼痛的患者多为30岁以上的中年人，且男性的发病率要高于女性。颈椎间盘源性疼痛的发生与患者的职业存在密切关系，长时间保持不正确的坐姿，频繁地进行扭头、低头等活动的人发生颈椎间盘源性疼痛的概率比普通人高16倍。多数患者的病变部位在颈5~6，其次为颈6~7和颈4~5。

四、调养方法

1. 积极预防

（1）要改变生活与工作中的不良姿态及体位，工作生活中尽量减少弓背低头动作，睡眠时枕头不可过高或过低。

（2）平时应注意个人身体锻炼，保持脊柱及四肢各关节的肌肉力量，保障各个关节的稳定性和灵活性。

（3）注意劳逸结合，不可固定一个姿势时间过久，不可过力、过劳，防止颈项部肌肉、关节的拉伤、劳损或退变。比如，避免长时间伏案工作，避免搬提重物等。

（4）常做颈椎保健操，进行一些有利于颈椎的体育锻炼（如游泳、打羽毛球等）。

2. 发作期间的调养

（1）休息。休息的目的是减少对颈椎间盘的刺激，应尽量减少颈部活动，以减轻疼痛。急性发病时建议最好卧硬板床休息。睡眠时选用软硬高低适度的中凹形圆枕。平时加用颈围既能止痛，又能限制头颈部活动。工作中需长期屈颈者应注意调整姿势，疼痛减轻后逐渐做颈部各方位活动锻炼，以增强颈部肌力，有助于颈椎的稳固。

（2）牵引。颈椎牵引的作用是恢复颈椎结构的支持和稳定功能，放松颈部肌肉，以缓解疼痛，但不适于脊髓型颈椎病患者。

（3）物理疗法。通过物理治疗可以减轻神经刺激，缓解疼痛，如红外线照射、超声波疗法、微波治疗和经皮电刺激疗法、离子透入疗法等。

（4）针刺、艾灸等中医疗法也经常被用来治疗颈椎病。

（5）按摩及体育疗法应根据病情及患者经验、条件等酌情选用。

第二十五节　前列腺增生

一、概述

前列腺增生是引起老年男性排尿障碍原因中最为常见的一种良性疾病，是中老年男性的常见疾病。该病属于中医"癃闭""精癃"的范畴。

二、临床表现

1. 尿频

患者早期表现为尿频，尤其夜尿次数明显增多（每夜2次以上），随着梗阻加重，尿频也逐渐加重。

2. 排尿困难

进行性排尿困难是前列腺增生最重要的症状。轻度者表现为排尿等待、中断、尿后滴沥不尽；严重者出现排尿费力、尿流变细、射程缩短，最终呈滴沥状排尿。

3. 血尿

患者可发生镜下血尿或肉眼血尿，如黏膜血管扩张破裂，可出现大出血，血块阻塞尿道或充满膀胱。

4. 尿潴留

常由气候变化、饮酒或劳累等诱发，发生急性尿潴留，表现为下腹部疼痛、膀胱区膨胀。如膀胱失去收缩能力，则发生慢性尿潴留，此时可并发充溢性尿失禁。尿潴留常损害肾功能，严重者可导致肾衰竭。

5. 其他症状

膀胱出口梗阻可导致膀胱结石、膀胱炎。排尿不畅，长期靠增加腹压排尿可引发痔疮、便血、脱肛等，还可形成腹外疝。

三、调养方法

（一）常规调治

1. 适度锻炼身体，增强抵抗力，避免感受风寒等外感疾病。

2. 调畅情志，切忌忧思恼怒，避免心理因素导致病情加重。

3.避免食辛辣刺激性食物和寒凉食物，戒除烟、酒。

4.勿长时间憋尿，保持大便通畅。

5.避免长时间压迫会阴部，如避免久坐等。

6.及时治疗各种感染，尤其是尿路感染。

7.对已发生尿潴留的患者，应及时导尿或采取其他引流措施。

（二）针刺调治

1.常规针刺

选穴：关元穴、次髎穴、中极穴、双侧三阴交穴。

操作方法：患者取侧卧位，针刺局部常规消毒，采用烧山火针刺手法，针刺由浅入深，以局部酸、麻、胀、痛感视为得气，将针插至深层，留针30分钟左右，1次/天，持续治疗4周，用于治疗前列腺增生引起的尿潴留。

2.针刺联合督脉灸

选穴：肾俞（双）、气海俞（双）、秩边（双）；三阴交（双）、关元、中极、水道（双）。两组选穴前后交替使用。首诊使用腹部穴位组（三阴交、关元、中极、水道）；次诊使用背部穴位组（肾俞、气海俞、秩边）。连续治疗6天停1天。

操作方法：针前嘱患者排尿，指导患者摆好体位（俯卧位或者仰卧位），进行穴位消毒。关元穴：从上1寸处进针，向下斜刺至关元穴，角度为60°，采用提插补法；中极穴：从关元穴处进针，保持60°向下斜刺至中极穴，采用提插补法；三阴交和水道两穴均采用直刺进针法1.0~1.5寸；肾俞和气海俞直刺进针约1寸，捻转补法；双侧秩边穴与会阴穴成60°夹角向前列腺方向斜刺2~3寸，提插补法。留针30分钟。益肾通络督脉灸：嘱患者俯卧位，先将50克益肾通络督灸粉（药物组成：淫羊藿、熟地黄、琥珀、怀牛膝、肉桂等）均匀铺撒于督脉区域，然后放置生姜（约3厘米厚），铺平后在上面均匀放置艾绒，点燃后根据患者耐受情况，再次放艾绒，共放3次。

此治疗每周1次，4周为1个疗程。

（三）耳穴贴压

1. 耳穴贴压联合穴位艾灸

对前列腺增生术后尿失禁患者可采取耳穴贴压联合穴位艾灸治疗。①穴位艾灸：患者取平卧体位，选取中极、关元、气海、神阙穴位，将艾灸条点燃后放在艾灸盒中，并放置在穴位上，用毛巾包覆穴位，艾灸至患者皮肤微红但不感到疼痛为止，10~20分钟/次，1次/日，需连续治疗7日。②耳穴贴压：使用耳穴探测仪器确定脾、肾、膀胱、尿道、肺等耳穴，随后消毒，并用胶布将王不留行籽粘贴在相应耳穴，用拇指或食指在穴位上揉按至得气（感觉酸麻），5分钟/次，1次/日，需持续治疗7日。

2. 穴位贴敷联合耳穴贴压

前列腺增生手术后出现膀胱痉挛者可采取穴位贴敷联合耳穴贴压。①穴位贴敷。术后第1~4天每日上、下午为穴位贴敷时间。川芎、木香、乌药各13克，莪术、路路通各12克，将以上中药磨粉，装入消毒专用碗中，倒入少量白醋，温水调至糊状，然后敷于患者气海、大赫、曲泉、交信4处穴位，用医用敷贴固定，4小时后取下，最后用清水清洁局部皮肤。②耳穴贴压。术后第1天取患者耳部交感、神门、心、皮质下、膀胱、肾穴位，用探针寻找穴位压痛点，消毒后将王不留行籽粘贴至上述穴位，然后用食指与拇指对压耳穴，每穴位按压1分钟，以患者出现酸、胀、麻感觉为宜，每日按压4次（早、中、晚、睡前各1次），持续至术后第4天。

（四）药膳调补

1. 川芎茶

川芎、绿茶各3～6克。水煎取汁当茶饮，日服1剂。清热利尿，可用于血瘀热结之癃闭、小便点滴刺痛、尿道灼热。

2. 决明子蜂蜜饮

炒决明子10～15克，蜂蜜20～30克。将决明子捣碎，加水300～400毫升，煎煮10分钟，冲入蜂蜜，搅匀服用，早晚分服，每日1剂。本方具有润肠通便之功，可治疗前列腺增生兼习惯性便秘者。

3. 杜仲苁蓉煲猪腰

猪腰1只，杜仲30克，肉苁蓉30克，葱白适量，煲汤食用。

4. 苁蓉羊肉粥

肉苁蓉10～15克，精羊肉60克，粳米60克，葱白2茎，生姜3片，盐少许。分别将肉苁蓉、羊肉洗净，切细，先煎肉苁蓉取汁、去渣，入羊肉、粳米同煮，待数沸后，加入调味品食用。

5. 参芪升麻柴胡薏苡仁煲猪小肚

猪小肚1个，党参20克，北黄芪20克，升麻10克，北柴胡10克，薏苡仁20克，洗净猪小肚同上药煲汤，调味后饮汤吃猪小肚。

四、名家经验

查玉明经验方（摘录自《首批国家级名老中医效验秘方精选》）

查教授治疗前列腺肥大症：黄芪15克，车前子30克，甘草20克，升麻7.5克，怀牛膝25克，淫羊藿15克，滑石25克。头煎药用水浸泡半小时后煎煮，首煎沸后，慢火煎30分钟，二煎沸后，慢火煎20分钟，每次煎成100毫升。两次所得药汁混合在一起，分两次，早晚餐后1小时服用。凡症见小腹坠胀，时欲小便而不得出，或量少而不爽利，或小便不能控制，时有夜间遗尿，神疲倦息等可选用本方。

随症加减：大便秘结者加肉苁蓉20克，尿道涩痛者加蒲公英25克、木通10克；咳喘者加杏仁5克、细辛5克。

第二十六节　多囊卵巢综合征

一、概述

多囊卵巢综合征是以卵巢呈多囊样变化、排卵障碍、高雄激素血症和胰岛素抵抗为主要特征，生殖功能障碍与糖代谢异常并存的一种内分泌紊乱综合征。本病好发于青春期及育龄期妇女，属中医学"闭经""崩漏""不孕""癥瘕"范畴。

二、临床表现

多囊卵巢综合征患者临床多见月经稀发、经量过少、闭经等月经失调表现，或由于持续无排卵而导致不孕，患者多表现为中心型肥胖（腰围 / 臀围 ≥ 0.80），体重指数 ≥ 25。体格检查常见多毛、痤疮（毛发呈男性分布，油性皮肤及痤疮常见）和黑棘皮症（阴唇、颈背部、腋下、乳房下和腹股沟等处的皮肤出现灰褐色色素沉着，呈对称性，皮肤增厚，质地柔软）。

三、调养方法

1. 常规调养

做到早发现早治疗，养成良好的生活作息时间及饮食习惯，避免不良精神刺激，调畅情志，饮食宜清淡，避免辛辣刺激。肥胖型多囊卵巢综合征患者应控制饮食、加强锻炼、减轻体重，这样有利于降低胰岛素及雄激素水平，进而恢复排卵及生育功能。

2. 针刺调治

主穴：关元、中极、大赫、阴陵泉、三阴交。配穴：痰湿阻滞者加曲池、中脘、丰隆，用泻法；脾肾气虚者加脾俞、肾俞、太白、太溪，用补法加灸；肝郁气滞者加内关、期门、蠡沟，用泻法。未闭经者于月经周期第6天开始针刺，1次/日，15次为1个疗程。月经周期第13～15天加用电针治疗。闭经者撤退性出血后开始治疗。共治疗5个疗程。

3. 穴位埋线

治疗痰湿型多囊卵巢综合征患者，选择双侧天枢、子宫、带脉、肾俞、脾俞、胃俞、足三里、丰隆。操作方法：碘伏消毒穴位局部，采用一次性埋线针快速进针，根据患者脂肪厚度、所选穴位不同调整进针的深度、角度，腹部穴位直刺达肌层，背部穴位向脊柱方向斜刺，得气后退针管，将医用可吸收蛋白线推至穴位内，然后快速拔针，查看针孔处无暴露线体、无出血后敷以医用胶贴。

治疗肥胖型多囊卵巢综合征患者，穴位选择：主穴为脐周八穴，配穴为肾俞、关元、子宫、丰隆、三阴交、地机、血海、脾俞。

4. 耳穴贴压

耳穴选子宫、脑垂体、内分泌、卵巢、肝、肾，将王不留行籽用胶布固定于双侧耳部穴位处，嘱患者每日自行按压王不留行籽3～5次，每次按压2～3分钟，3日更换1次耳穴贴，连续治疗6个月。

5. 药膳调补

脾虚湿盛型选用基本食疗方：南沙参20克，莲子肉15克，怀山药15克；肾虚痰湿型选用补肾健脾除湿方：南沙参20克，莲子肉15克，怀山药15克，生黄芪15克，赤小豆15克，白扁豆15克，薏苡仁20克；肝郁肾虚血瘀型选用涌泉散：南沙参

20克，莲子肉15克，怀山药15克，石斛15克，当归10克，赤小豆15克；脾肾气阴两虚型选用滋阴养泡六味方：南沙参20克，莲子肉15克，怀山药15克，石斛15克，黄精15克，粉葛15克。做法：上述食疗方均加入猪排骨100克，黄豆、香菇各20克，少许葱白、生姜片及食盐，加水1500毫升，砂锅文火炖2小时。

四、名家经验

1. 国医大师肖承悰经验方

肖教授治疗肾虚痰瘀型多囊卵巢综合征基础方：巴戟天、桑寄生、续断、泽兰、白术、茯苓、炒枳实、香附。

在基本方基础上，可随证加减：兼有肝热，症见痤疮者，常与沙苑子、蒺藜同用，既补肾又疏肝；月经后期或偏于肾阴虚者多加用补肾益精之品，以促子宫内膜生长，如补骨脂、骨碎补、女贞子、生地黄、熟地黄等，氤氲期或偏于肾阳虚者多加用温补肾阳之品，以促卵泡成熟及排出，如鹿角霜、淫羊藿、石楠叶等。

2. 梁建波教授经验方（摘录自《首批国家级名老中医效验秘方精选》）

梁教授治疗月经后错、卵巢功能低下不排卵者常用方药：柴胡、白芍、赤芍、泽兰、益母草、鸡血藤、怀牛膝、刘寄奴、苏木、生蒲黄、女贞子、覆盆子、菟丝子、枸杞子。

随证加减：本方将活血化瘀药与补益肝肾之品熔为一炉，

因此，在应用时需辨清虚实孰轻孰重，偏于虚者应减去刘寄奴、苏木、赤芍、泽兰；血虚者加当归、熟地黄、阿胶；肾阳虚者加补骨脂、鹿角霜、山萸肉、巴戟天等。

第二十七节　乳腺增生症

一、概述

乳腺增生症也称慢性囊性乳腺病或纤维囊性乳腺病，是乳腺间质的良性增生，增生可发生于腺管周围并伴有大小不等的囊肿形成，也可发生在腺管内而表现为上皮的乳头样增生，伴乳管囊性扩张，还可为小叶实质增生。本病是妇女的常见病之一，多发生于30～50岁妇女，属于中医学"乳癖"范畴。

二、临床表现

（一）乳房内肿块

肿块可见于一侧或双侧乳房内，好发于外上象限，也可局限于乳房的任何象限，或分散于整个乳房。肿块常为多发性，结节状，形态不规则，大小不等，质韧而不硬，与皮肤和深部组织之间无粘连，推之能移，但与周围组织分界并不清楚。肿块在月经来潮后可能有所缩小、变软。腋窝淋巴结不肿大。少数乳内肿块发生恶变时，可迅速增大、变硬。

（二）乳房胀痛

患者乳房胀痛程度不一，重者可影响工作和生活，也有的患者为乳房刺痛或灼痛。疼痛有时可向同侧腋下或肩背部放射。胀痛的特点是具有周期性，常于月经前发生或加重。但部分患者无明显的周期性疼痛发作。

（三）乳头溢液

乳房内大小不等的结节状肿块实际上是一个个大小不同的囊状扩张的乳管，乳头溢液即来自这些囊肿。若病变与大导管相通，或导管内有多发性乳头状增生及乳头状瘤病，常可出现乳头溢液。溢液多呈黄绿色、棕色或血性，偶为无色浆液。5%～15%的乳腺增生症患者可有乳头溢液，多为单侧、自溢性。

（四）其他症状

患者常可伴有胸闷不舒，心烦易怒，失眠多梦，疲乏无力，腰膝酸软，经期紊乱，经量偏少等表现。

三、调养方法

（一）常规调养

1.减少甜腻、油炸、含动物脂肪较多的食物的摄入，多吃富含维生素A、维生素C的食物，多吃海带、豆类、绿色蔬菜、水果等。

2.控制体重。因为脂肪是产生雌激素的原料，肥胖妇女血浆中雌激素的含量较高，因此应适当节食，多运动，保持体重正常，减少乳腺增生的危险因素。

3.胸罩不要过小、过紧、过硬，晚上睡觉时应取下，以免影响乳腺血液循环，诱发乳腺疾病。

4.保持心情舒畅，以积极乐观的态度面对工作和生活，避免长期压力过大、紧张、焦虑而引起内分泌失调，从而导致或加重乳腺增生症状。

5.妊娠、哺乳对女性乳腺功能是一种生理调节，适时婚育、哺乳有利于避免乳腺疾病。

（二）针刺调治

1. 短针刺法

选穴：足三里、膻中、屋翳、丰隆、乳根、章门、三阴交、夹脊（胸3至胸5）、关元、合谷及太冲等。常规法进针，得针感后，将针提至浅部然后留针30分钟，每日1次，10日为1个疗程，共3个疗程。

2. 火针疗法

消毒后将火针烧至通红白亮，迅速由外向内点刺乳腺增生的肿块结节，疾进疾出，直至点刺所有肿块。火针治疗结束后，采用普通毫针治疗，取三阴交、血海、足三里、太溪四穴，采用针刺泻法；膻中、乳根、屋翳、肩井、天宗，采用平刺法。得气后留针30分钟，其间行针3次。隔日治疗1次，14

日为1个疗程，持续治疗6个疗程。

3. 电针疗法

根据彩超定位乳腺肿块的深度、范围，在其上、下、左、右共取4个进针点施行斜刺及围刺，各接电极1对，频率选用疏密波，以患者耐受为度，治疗时间为15分钟。每2天治疗1次，共治疗14次。

（三）穴位埋线

主穴：乳根、足三里、期门、膻中。配穴：气滞痰凝加内关、太冲；冲任失调加血海、三阴交。操作方法：选取可吸收的羊肠线，胸部穴位选取长度为2~3mm，其余穴位选取长度为5~6mm，每周1次，1个月为1个疗程，共持续2个疗程。

（四）药膳调补

1. 杞地鳖甲汤

甲鱼1只，枸杞子、山药各30克，熟地黄、女贞子各15克。制作方式：洗净药材及甲鱼，将其共同置入砂锅，加水浸没食材，文火煮沸至甲鱼熟透，去除药渣，饮汤食甲鱼，每日2次，7日为1个疗程。

2. 佛手露

佛手120克，五加皮30克，当归18克，栀子15克，陈皮15克，木瓜12克，青皮12克，砂仁9克，肉桂9克，良姜9克，公丁香、木香各6克，白酒10升，冰糖2500克。制作方式：中药材全部切成小颗粒状，放入布袋内，浸酒，文火煮沸，再煎煮

30分钟，提出药袋，置入冰糖溶化酒中。常温服用，每日3次，每次50毫升，7日为1个疗程。注意事项：阴虚火旺者慎服。

3. 茉莉玫瑰饮

茉莉花10克，玫瑰花10克，沸水泡茶饮。

四、名家经验

王玉章教授经验方（摘录自《首批国家级名老中医效验秘方精选》）

王教授治疗肝郁、脾虚、肾亏而引起的乳腺增生，方药如下。

当归10克，香附10克，女贞子10克，淫羊藿15克，白芍10克，郁金10克，菟丝子15克，鸡血藤30克，柴胡10克，首乌藤30克，旱莲草10克。

随证加减：如肝郁气滞盛者，可酌加延胡索、川楝子、青皮、橘核（叶）等；气滞盛者，加桃仁、红花、三棱、莪术等；痰湿盛者，加白芥子、瓜蒌、夏枯草、半夏等。

第二十八节　抑郁症

一、概述

抑郁症是一种以持续的情绪低落为主要表现的精神障碍

疾病。其主要临床特征包括持续的情绪低落、兴趣减退、思维迟缓等。

二、临床表现

抑郁症是一种常见的情绪问题，主要表现为长时间的情绪低落。患者通常会感到心情沮丧，与实际情况不符的悲伤情绪持续存在，可能伴随着其他症状，如冷漠、失去兴趣等，严重时还可能出现幻觉、妄想和焦虑等症状。抑郁症发作时，患者可能会感到情绪低落、思维迟缓，而且会出现身体上的问题，如睡眠不好、食欲下降等。在老年人中，焦虑和烦躁可能更常见。患者可能会感到疲劳、自信心下降、自责，甚至出现自杀念头。

三、易发人群

1. 体质特征

疾病早期，主要是因为气滞导致痰湿、食物积聚、热邪滞留等问题，这些多表现为实证病情。但随着时间的推移，气滞问题会逐渐影响血液循环，导致实证病情转变为虚证，比如长期的愤怒伤神、心脾功能双双减弱、阴虚火旺等，就属于虚证表现。抑郁症患者的面色特征通常呈现为晦暗无华，最常见的舌象特征包括舌色淡、舌色红和舌苔白。

2. 性格情志特征

抑郁症患者的性格特征通常包括敏感、多愁善感、焦虑、过度思虑、情绪容易波动、思维混乱，感到疲惫、压抑、孤独、恐惧和无力感等。

3. 年龄与性别特征

女性患病的风险是男性的两倍，而在更年期，由于雌激素水平突然下降，女性患抑郁症的风险是其他时期的3～5倍。

4. 生活方式与环境特征

引发抑郁症的环境因素包括生活事件、家庭背景、文化和社会压力等。

5. 家族遗传特征

研究人员将抑郁症患者分为肝郁气滞型和心脾两虚型两种证型，并测定了他们外周血的基因表达水平，证明不同类型的抑郁症患者在基因水平上的不同。

6. 职业与工作习惯特征

某些职业可能会增加抑郁症的患病风险。首先，服务业工作可能要求员工长时间面对他人的需求和情绪，承受高压和心理负担。其次，脑力工作者通常需要长时间集中注意力和思考，处于竞争激烈和紧张的工作环境中。

四、调养方法

（一）情志调治

可以根据情绪之间的相互影响关系采取一些方法来改善情绪状态。比如，当感到愤怒时，可以试着去感受一下悲伤来减轻情绪压力；当感到恐惧时，可以尝试通过思考来减轻恐惧感。同样，当感到忧愁时，可以试着去体验一些欢乐来缓解忧伤；当感到心情过于沉重时，可以试着通过一些轻松的活动来转移注意力；当感到过度兴奋时，可以尝试通过一些平静的事物来平衡情绪。

此外，也可以采取劝说和开导的方法，通过说服、安慰、鼓励等方式来影响和改变患者的不良观念，从而改善他们的情绪和身体状况。

（二）起居调治

制订一个固定的作息时间表，并坚持户外运动，比如每天早晚进行1小时以上的快走或慢跑。在白天的其他时间，可以安排一些有意义的活动，比如练习书法、手工制作等，避免久坐不动等。

调整心态和思维方式同样至关重要。要积极转变自己的思维模式，避免沉湎于消极情绪和抑郁思维中。正如智者所言，我们对世界的看法取决于我们的态度和观点，通过阅读经典著作，尤其是《大学》《中庸》等书籍，深入领悟圣贤文化的内涵，有助于启发我们的心灵。

（三）饮食调治

多吃新鲜蔬菜水果、全谷杂粮、坚果和鱼虾，少吃红肉和甜食，有助于预防和改善抑郁。高脂肪、高糖和精加工食品会影响肠道菌群，进而影响心理健康。摄入足够的膳食纤维很重要，而蔬果、粗杂粮和坚果是好的来源。缺乏维生素 B_{12} 可能增加抑郁风险，它主要存在于动物食品和一些发酵食品中。缺乏维生素 D 也会影响心理健康，阳光是合成维生素 D 的重要元素。叶酸、铁、镁、钾、硒、锌等营养素也与预防和治疗抑郁症相关。因此，合理的饮食搭配对情绪和心理健康至关重要。

建议摄入行气解郁的食物，如佛手、香橼、韭菜、橙子、大蒜、高粱、豌豆等，并适当补充活血行气的食物，如桃仁、山楂、黑豆、花生等。山楂粥、花生粥也有助于疏解肝郁。

（四）药物调治

1. 单味中药

如贯叶金丝桃、白芍、姜黄、石菖蒲、刺五加、合欢花等。

2. 抗抑郁中药复方

（1）逍遥散及丹栀逍遥散：逍遥散是由柴胡、当归、白术、甘草、茯苓、白芍、煨姜和薄荷组成的中草药配方，主要作用是舒解肝郁、滋养血液、调整月经。逍遥散加入丹皮和栀皮就成了丹栀逍遥散。这两个方剂在中医治疗情志活动失调方面有着显著的疗效，有助于调理神经和精神状态。

（2）柴胡加龙骨牡蛎汤：由柴胡、龙骨、桂枝、茯苓、黄芩、人参、半夏、牡蛎、大黄和大枣等组成，主要用于治疗由肝气郁结引起的抑郁症状。研究结果显示，柴胡加龙骨牡蛎汤在治疗中风后抑郁症方面安全可靠，没有胃肠反应和肝功能损害等不良反应。

（3）血府逐瘀汤：是由桃红四物汤和四逆散加牛膝、桔梗组成的中草药配方。针对脑卒中后抑郁症患者，这种治疗方法在临床上具有良好的疗效，并且未观察到明显的不良反应。

（4）温胆汤：是由半夏、竹茹、枳实、橘皮、生姜和甘草等组成的中草药配方，加入茯苓和大枣后即成现在常用的温胆汤。该方剂常用于治疗痰气郁结症状。

（五）针灸调治

针刺治疗选择的穴位包括百会、印堂、内关、合谷、太冲、少商，针刺这些穴位可以起到疏肝解郁、安神镇静、清心的作用。

（六）推拿调治

按摩内关穴80次，每天早晚各1次。按摩神门穴80次，每天早晚各1次。按摩心俞穴80次，每天早晚各1次。心俞穴是背俞穴，它可以舒展胸腔、调理气血、安抚心灵。

（七）动静调治

为了改善情绪状态，可以多做一些让自己愉悦的事情，比如听音乐、唱歌、享受美食，或者进行一些运动。此外，可以多在户外活动，走出家门，接受阳光照射，欣赏美丽风景，也可以做一些家务或手工劳动，转移一下注意力。调整家居和工作环境，多添置一些绿植和花卉，创造一个舒适明亮的氛围。保持饮食均衡、睡眠充足、作息规律，避免饮酒、咖啡，避免进食辛辣刺激食物。最重要的是学会放松自己，减轻压力，可以尝试深呼吸、冥想、瑜伽等放松运动，参加有益的集体活动，多与人交流沟通，以保持积极乐观的情绪状态。

（八）娱乐调治

钓鱼对心理健康很有好处，能增加幸福感、放松身心，还能加强与家人朋友的联系。编织刺绣虽然看起来简单，但重复的动作能促进释放血清素，减轻压力，提升信心和情绪。桨板冲浪不仅锻炼肌肉，还能减轻压力，增加幸福感。这些活动都能帮助人们缓解压力、改善情绪和心理健康状况。

（九）熏浴调治

可以将红花、制草乌、广金钱草、鸡血藤、桑寄生、赤芍、独活、甘草、盐杜仲、海桐皮、木瓜、醋没药、醋乳香、防风等中药制成药包进行熏蒸疗法。在熏蒸过程中应留意身体是否出现头晕、恶心、呕吐、胸闷、气促、心率加快等不适症状，如有不适应立即停止熏蒸。治疗时间宜控制在半小时左右，切忌过长时间熏蒸，以免引起大汗。同时，在熏蒸过程中要适当补充水分。治疗后要注意保暖，避免受凉受风，治疗期间要注意休息，避免过度劳累。老人和儿童在熏蒸治疗过程中应有专人陪护。

五、名家经验

河北省名中医曹东义教授认为，抑郁症与多脏腑功能低下，情志不遂有关，治疗的重点是打开心结，向内求，要让患者梳理自己的心志、情绪，要感恩生活，要理解周围的社会环境，不要追求理想化的生活，要自强不息，努力做好身边的小事，要经常看到周围有很多需要帮助的人。从改变自我做起，就容易获得成功。当然，中医的按摩、刮痧、拔罐、药浴、汤药，都对本病有帮助。

第二十九节　小儿消化不良

一、概述

小儿消化不良是指来源于胃、十二指肠的消化功能障碍症状，即有持续存在或反复发作的上腹部痛、腹胀、早饱、嗳气、厌食、泛酸、恶心、呕吐等，并可排除解释该症状的器质性、全身性、代谢性疾病。

二、临床表现

上腹痛、腹胀、胃气胀、早饱、嗳气、恶心、呕吐、上腹灼热感等，这些症状持续存在或反复发作，但缺乏特征性，并且极少同时全部出现，多数患者只出现一种或数种症状。这些症状影响了患儿进食，导致其长期营养摄入不足，患儿营养不良的发生率较高，也可能发生生长发育迟缓。不少患儿合并有神经症、焦虑症等精神心理症状。

三、易发人群

1. 体质较差的新生儿
体质较差的新生儿因肠胃功能不全，更易出现消化不良。

2. 喂养不当的新生儿
人工喂养：家长没有掌握喂养规律，经常不定时喂或喂养频率过高，奶粉浓度过高，新生儿一次性进食太多等，会造成新生儿出现消化不良。母乳喂养：哺乳者经常吃肥甘油腻食物，造成乳汁中脂肪含量过高，加重新生儿肠胃负担，新生儿出现消化不良的概率会增高。

3. 饮食不规律
不按时吃饭、食欲减退，或进食过快、过量的儿童易发生消化不良。

四、调养方法

1. 调节饮食结构
喂奶要适量，要个体化，因人而异；辅食添加要根据年龄特点，遵循添加原则，饮食逐渐由流质向半流质及固体食物转变，同时也要注意进食量适中；饮食搭配多样化，平衡饮食，避免食物过于单调。

2. 养成良好的进餐习惯

不要吃得过饱，按时进餐，多吃蔬菜、水果是调整消化功能的好方法；避免晚上加餐、睡前喝牛奶；教育儿童养成良好的排便习惯，这样有助于改善消化不良症状；避免生病后过早补充营养。

3. 注意腹部保暖

饭后腹部不要着凉；进食时不要冷热夹杂，尤其是吃了肉类食物后又喝冷饮，特别容易造成消化不良。

4. 创造良好的进食气氛及环境

不在饭桌上训斥孩子，以免影响孩子的就餐情绪，孩子不想吃的时候也不要勉强。如果孩子较长时间食欲不佳，要寻找食欲不佳的真正原因。

5. 保证户外活动时间

6. 进行适当的心理治疗

7. 按摩

经常积食的孩子，可应用推脾土穴、揉板门穴加以调整。脾土穴在大拇指桡侧面，采用平推的手法，循拇指桡侧边缘向掌根方向直推。每次推100~200圈，可健脾助消化；如果孩子便秘、便干，用全掌腹面或四指腹面轻贴腹部，以脐为中心，进行环形运动，顺大肠方向为泻法，每次100~200次。如果腹泻，方法同上，但要逆时针去揉。

8. 药物治疗

乳酸杆菌等肠道益生菌通过增强或降低消化道酶的活性，或产生各种消化酶而促进消化功能。根据患儿的临床表现及其与进餐的关系，可选用促动力药、抗酸药和抑酸药，一般疗程2~4周。中草药制剂（如香菜油、薄荷油、姜及姜黄提取物等）对功能性胃肠疾病的治疗效果优于安慰剂，而与促胃肠动力药的效果相同。

9. 食疗

（1）果茶山药：山药250克，生山楂50克或果茶酱50克。将山药去皮去须、洗净、切斜块，放入锅中蒸熟，将生山楂熬成山楂酱，去渣留汁，或直接用果茶酱，淋洒在蒸熟的山药上，即可食用。

（2）薏仁煮水：有健脾、利湿的作用，对脾胃功能的恢复有好处。另外，也可以给宝宝喝大米汤。

（3）糖炒山楂：将适量红糖放入锅中，用小火炒化，再加少量水，放入去核并切碎的山楂，炒5~6分钟，闻到酸甜味即可。每顿饭后让宝宝吃一些，对因吃肉类食物过多引起的积食最有效。

（4）白萝卜汤：白萝卜半个，切片，煮30分钟，喝汤，对消化不良伴有腹胀有疗效。

（5）山药米粥：山药和大米各100克，白糖适量。将大米淘洗干净与山药一起入锅，加水适量，熬成山药大米粥。对脾胃不和较久、吃饭不香、体重减轻、面黄肌瘦或腹泻日久属于脾胃气虚的宝宝，有良好的功效。

10. 其他

注意卫生，引导孩子养成饭前洗手的习惯，注意食物清洁新鲜，不宜边看书边进食。

五、名家经验

（一）江育仁教授经验（摘录自《实用中医儿科学》）

1. 加味异功散

主要药物：党参、白术、茯苓、陈皮、怀山药、炮姜、禹余粮、升麻、甘草。

用法：一日1剂。

适应证：脾虚泄泻，大便清薄、色淡黄或清稀。

2. 和脾片

主要药物：苍术、薏苡仁、茯苓、怀山药、广陈皮、神曲、麦芽、胡黄连、车前子。

用法：1~3岁2~3片，3岁以上4~6片，一日2~3次，亦可按常规量煎服，一日1剂。

适应证：小儿脾虚食积、腹胀便清、五心烦热。

3. 肥儿片

主要药物：木香、砂仁、神曲、麦芽、鸡内金、青皮、槟榔、使君子。

用法：1~3岁2~3片，3岁以上4~6片，一日2~3次，亦可按常规量煎服，一日1剂，分3~4次服下。

适应证：肠道寄生虫引起的形瘦面黄、喜食善饥，或纳呆腹大、腹痛等。

4. Ⅰ号止泻散

主要药物：苍术炭、山楂炭。

用法：1~3岁0.5~1克，一日3~4次。

适应证：婴幼儿消化不良，属于湿性腹泻，大便呈稀水或蛋花汤样者。

5. Ⅱ号止泻散

主要药物：苍术炭、山楂炭、炮姜炭。

用法：1~3岁0.5~1克，一日3~4次。

适应证：婴幼儿慢性腹泻，属于久泻脾阳不振，大便清稀或色绿伴有黏液者。

6. 消乳散

主要药物：麦芽、神曲、陈皮、香附、砂仁、甘草。

用法：每次0.5~1克，一日3次，亦可按小儿常规剂量煎服，一日1剂，分数次服下。

适应证：婴儿消化不良，乳食积滞，不思吮乳，或伴呕吐，大便夹有不消化奶块。

（二）白长川教授经验（摘录自《中国医药学报》）

1. 食滞

初期常表现为食欲不振，腹部胀满，甚者腹痛拒按，继而厌食、积滞。选用焦三仙、陈皮、鸡内金以消食化积，理气行滞；炒菜子消食通降胃气。注意把握药物的用量与疗程，中病即止。

2. 寒滞

小儿饮食不知自节，寒滞脾胃，以贪凉饮冷多见，出现腹痛，喜温按，或兼吐泻，常用小茴香、香附、炮姜等，少用附子大辛大热之品。

3. 湿（热）滞

现今物质生活丰富，加之家长"填鸭式"喂养，儿童运动量不足，使饮食摄入过剩，日久出现腹胀、便溏、肥胖、舌苔厚腻等。用药常选苍术、厚朴、黄连、茵陈等，应中病即止，及时调整，以健脾化湿善后。

4. 气滞

情绪变化较大，可导致气机郁滞，出现呕吐、胃脘痛、腹痛等躯体症状，常用陈皮、香橼、佛手、紫苏梗，少用枳实、青皮等破气之品。

5. 瘀滞

儿童瘀滞以脾胃伤于饮食，积滞化热，热灼成瘀多见，故应气血同调，扶正固本，配合郁金、赤芍、黄芪、白术等药缓消慢补。

6. 毒滞

儿童误食毒物，应讯速脱离毒物，采取催吐、洗胃、导泻等方法解毒，毒物可伤脾胃，加之毒物残留，可出现毒滞脾胃的表现，如进食困难、食欲不振、腹泻、腹痛等，应酌情辨证治疗，密切关注患儿病情变化，积极预防各种变证、后遗症的发生，逐步调理恢复脾胃功能。

7. 虚滞

儿童常因夹滞日久，出现脾虚或虚实夹杂的病理状态。中气下陷者常用黄芪、炒白术、升麻、桔梗补气升提举陷；脾阴不足之厌食、泄泻、便秘者，宜甘淡滋脾，常选参苓白术散、归脾丸、麻子仁丸。后期调治以健运脾胃为根本，常用太子参、炒白术、陈皮、炒麦芽等制成丸剂缓慢调理，以防虚不受补。

第三十节　小儿上呼吸道感染

一、概述

小儿上呼吸道感染指各种原因引起的上呼吸道感染，简称"上感"，俗称"感冒"，是小儿最常见的疾病。主要侵犯鼻、鼻咽和咽部，根据感染部位不同常诊断为鼻咽炎、咽炎、扁桃体炎等。

二、临床表现

1. 局部症状

鼻塞、流涕、喷嚏、干咳、咽部不适、咽痛等，多3~4天自然痊愈。

2. 全身症状

发热、烦躁、头痛、全身不适、乏力，部分患儿有食欲不振、呕吐、腹泻腹痛等，腹痛多为阵发性脐周痛，无压痛，可为肠痉挛所致，如腹痛持续存在，多并发急性肠系膜淋巴结炎。

婴幼儿起病急，以全身症状为主，常有消化道症状，局部症状轻，发热可达39~40℃，发热可持续2~7天，起病

1~2天可出现高热惊厥。

三、易发人群

1. 营养不良者

上呼吸道感染与免疫力低下有很大的关系。经常挑食、偏食，或过度节食，导致营养不良，身体抗病能力较差，易出现上呼吸道感染。

2. 缺乏锻炼者

日常缺乏锻炼，身体功能低下，免疫力不足，身体内的抗体无法同病毒相互抵抗，易出现上呼吸道感染。

3. 生活习惯不良者

经常睡眠不足、休息不够等，使人抗病能力较差，易出现上呼吸道感染。

4. 先天不足者

小儿若先天禀赋不足，就非常容易受到外邪入侵而发生上呼吸道感染。

四、调养方法

（一）对症治疗

1. 发热

在医生的指导下可用物理降温，如退热贴和温湿敷，或辨证后进行推拿，如开天门300次、推坎宫200次、运太阳50

次、清天河水300次、掐揉二扇门100次、拿风池及肩颈。体
温≥38.5℃时，给予口服退热药物，如布洛芬、对乙酰氨基
酚，需间隔4~6小时使用。

2. 鼻塞、流涕

可选用复方抗感冒制剂，或进行推拿，如黄蜂入洞100次。

3. 咳嗽

遵医嘱雾化吸入、服用止咳药，或进行推拿，如小儿外感
四大穴各50次、清肺经300次、黄蜂入洞100次、顺运内八卦
50次、揉膻中200次、分推肩胛骨100次、擦肺俞透热为度。

4. 痰液黏稠

可用化痰药或按揉掌小横纹。

（二）对因治疗

1. 细菌感染

针对细菌感染，可遵医嘱给予小儿使用抗生素3~5天，
如证实为溶血性链球菌A组引起的扁桃体炎，可在医生的指导
下应用青霉素10~14天。

2. 病毒感染

抗病毒无特效药物，主要是对症治疗。

（三）中药调理

1. 风寒感冒

荆防败毒散（荆芥、防风、羌活、独活、柴胡、前胡、川
芎、枳壳、人参、茯苓、桔梗、甘草），日服3次，每次1.5克。

2. 风热感冒

银翘散（金银花、连翘、豆豉、牛蒡子、薄荷、荆芥穗、桔梗、甘草、竹叶、鲜芦根），日服2次，每次1.5克。

（四）其他调治

1.平时要注重儿童锻炼，进行户外运动，提高儿童对外界环境的适应能力。

2.家人感冒，应与儿童隔离，感冒流行季节尽量避免去人员密集场所。经常开窗通风，保持室内空气流通。

3.儿童穿着衣物不宜过多，应随气温变化及时穿脱衣物，出汗后及时擦干，防止过热或受凉诱发疾病。

4.注意儿童饮食营养，多进食蔬菜、水果，少食肥甘厚腻或辛辣香燥之品。

五、名家经验

（一）国医大师王绵之经验（摘录自《王绵之方剂学讲稿》）

1. 外感可兼扶正

外感儿科常用白术、茯苓健脾祛湿，王绵之教授治疗儿科外感病时常加入扶正之品，如人参，人参分量较小，有助于驱邪外出。

2. 营卫不和型

王绵之教授对纳少，食欲不振，自汗盗汗，肢冷怕风，不发热，或伴有低热，精神疲倦，反复感冒患儿，以调和胃气为治，桂枝汤乃为首选之方。

3. 肺脾肾虚型

患儿平素体质较差，面色萎黄，厌食消瘦，多汗乏力，经常感冒流涕，反复咳嗽，或素有疳证、厌食，而痰咳迁延，舌苔薄白，易感外邪。常用六君子汤、异功散、星附六君子汤益气健脾杜痰，加以董氏开胃散外敷，消食开胃，结合针刺四缝穴等，内外合治，从根本上杜绝反复感冒。

（二）贾六金教授经验（摘录自《古今特效单验方》）

贾六金教授自拟"小儿复感灵"，药物组成为太子参、黄芪、半夏、防风、甘草、独活、桂枝、白芍、羌活、陈皮、茯苓、柴胡、白术、黄芩、板蓝根、炒三仙。临证可灵活加减运用：余邪未尽，鼻塞流涕者，可加辛夷、白芷宣肺通窍；慢性咽炎者，可加桔梗、牛蒡子清咽利喉；形瘦、多汗自汗者，加生龙骨、生牡蛎、麻黄根以敛汗；便干者加炒莱菔子、郁李仁润肠通便；咳嗽不清者，加紫菀、款冬花化痰止咳。

第三十一节　小儿咳喘

一、概述

小儿咳喘属于一种慢性气道炎症疾病，是一种免疫性炎症，可能是支气管炎、肺炎、哮喘等因素导致的，其特点是气道可逆性狭窄并导致呼吸困难。反复的儿童咳嗽和哮喘大多数是过敏性的，称为咳嗽变异性哮喘，过去被称为"过敏性支气管炎""过敏性咳嗽""隐匿性哮喘"。

二、临床表现

患儿以气急、咳嗽、咳痰、呼吸困难，肺内可听到哮鸣音，尤其是呼气时哮鸣音更加明显为主要临床表现。

1. 上呼吸道感染

身体受到腺病毒、副流感病毒等感染，会导致上呼吸道黏膜受到刺激，从而形成炎症改变。临床主要表现为咳嗽、咳痰、咽喉疼痛、鼻塞等症状。

2. 支气管炎

一般是疾病因素、感染因素、环境因素等引起的，患儿可能会出现鼻塞、咳嗽、咳痰症状，咳嗽严重时还可能会有咳喘的症状。

3. 肺炎

一般是细菌或病毒感染引起的，患儿可能会出现发热、咳嗽、咳痰症状，严重时还可能会出现呼吸困难。

4. 哮喘

主要是受宿主因素和环境因素的共同影响，患儿可能会出现咳嗽、喘息、呼吸急促等症状。

5. 咳嗽变异性哮喘

这类患儿通常伴有过敏性鼻炎，会经常搓鼻子、揉眼睛，出现鼻塞、晨起打喷嚏、流清涕，有的患儿还会有湿疹，医学上称为"过敏性鼻炎哮喘综合征"。

三、易发人群

1.有家族遗传史，在家族里可以找到其父辈和祖辈有过敏病史的遗传倾向。

2.患儿本身有过敏病史，包括有过敏反应的患儿。

3.早产儿各个器官发育不是很理想，尤其是呼吸道，容易出现气道狭窄和喘息的问题。

4.反复呼吸道感染，包括病毒、支原体、细菌感染引起气道的痉挛和气道的高反应性，从而导致哮喘。

5.一些气味、气体、食物可以造成患儿气道高反应性引起哮喘。

6.非母乳喂养。主要以奶粉或者牛奶喂养者，长时间接触异种蛋白可以出现肠道的过敏反应，从而影响呼吸系统，出现哮喘。

四、调养方法

（一）日常护理

1.饮食应清淡，少食用咸、酸、辣等味道较重的食物，少食高脂肪食品，少吃甜食，更应该少摄入冷饮及海鲜等发物。

2.注意增强体质，扶正强身，防止感冒。

3.冬春季节少去公共场所，预防各种传染病。

（二）食疗方法

1. 罗汉果茶

罗汉果9克，水煎服。用于小儿咳喘不爽，痰黄黏稠，不容易咳出。

2. 丝瓜汁

秋季丝瓜取汁，隔水蒸热后饮用。用于小儿咳喘时间较长，痰多、色黄黏稠，咳吐不爽，或有热腥味。

3. 川贝梨

川贝母5克、冰糖15克与梨同蒸，用于小儿咳喘痰多，色黄而黏稠。

4. 薏苡仁山药冬瓜子粥

薏苡仁50克，山药、粳米各100克，冬瓜子50克，同煮粥食。用于小儿咳喘痰多、色白。

5. 杏仁萝卜猪肺汤

猪肺、白萝卜各1个，切块，杏仁9克，共炖烂熟食用。用于小儿久咳不愈，活动后气喘、气急者。

6. 百合猪肺汤

百合30克，猪肺250克，炖熟加少许食盐调味，饮汤食猪肺。用于小儿咳喘时间较长，干咳少痰。

7. 蒸大蒜水

取大蒜2~3瓣，拍碎，放入碗中，加入半碗水，放入一粒冰糖，隔水蒸，大火烧开后改用小火蒸15分钟，喝蒜水，大蒜可以不吃。一天2~3次，一次小半碗。治疗寒性咳喘、肾虚咳喘。

8. 烤橘子

将橘子直接放在小火上烤，并不断翻动，烤到橘皮发黑，并从橘子里冒出热气即可，剥去橘皮，吃温热的橘瓣。

（三）推拿

在医生指导下清肺经100次、补脾经100次、推揉肺俞300次、按天突300次、推揉膻中30次、按弦走搓摩50次、清天河水300次、捏脊3~5次等。

五、名家经验

（一）江育仁教授经验（摘录自《实用中医儿科学》）

1. 化痰散

组成：半夏、陈皮、胆星、礞石。

用法：1~3岁0.5~1克，3岁以上1.5~2克。

适应证：小儿气管炎，咳嗽痰多，气喘。

2. 定喘散

组成：礞石、沉香。

用法：1~3岁0.5~1克，4~6岁1.5~2克，7~12岁3克。

适应证：小儿喘息型气管炎、哮喘痰多气逆属实者。

3. 镇咳散

组成：蜈蚣、甘草。

用法：1～3岁0.5～1克，4～6岁1.5～2克，7～12岁3克。

适应证：痉挛性咳嗽、百日咳。

（二）国医大师孙光荣经验（摘录自《湖南中医药大学学报》）

1. 治久咳方

组成：西洋参10克、生黄芪10克、紫丹参10克、矮地茶10克、法半夏10克、广陈皮10克、南杏仁10克、麦门冬10克、佩兰叶10克、冬桑叶10克、桑白皮10克、百部根10克、蜜紫菀10克、蒲公英10克、生甘草5克。常用于痰湿阻滞型慢性支气管炎。

2. 治风咳方

组成：荆芥穗10克、南杏仁10克、麦门冬12克、冬桑叶10克、紫丹参7克、法半夏7克、广陈皮7克、枇杷叶10克、炙紫菀10克、炙冬花10克、矮地茶10克、蒲公英10克、金银花10克、生甘草5克。常用于治疗咳嗽，尤善于治疗风咳。

3. 治久咳夜间加重方

组成：西洋参10克、生黄芪7克、紫丹参10克、桑白皮10克、法半夏7克、广陈皮7克、南杏仁10克、炙冬花10克、炙紫菀10克、炙麻黄5克、川杜仲12克、刀豆子10克、制龟甲12克、生甘草5克。常用于慢性支气管炎，尤善于治疗咳嗽夜间加重，甚至哮喘。

4. 治痰热咳喘方

组成：生晒参10克、生黄芪10克、紫丹参10克、炙冬花

10克、炙紫菀10克、矮地茶7克、炙麻绒6克、法半夏10克、化橘红6克、漂射干6克、南杏仁10克、蒲公英15克、麦门冬12克、生甘草5克。常用于治疗痰热咳喘。

5. 治小儿咳喘方

组成：西洋参7克、生黄芪7克、紫丹参7克、荆芥穗7克、南杏仁7克、矮地茶10克、法半夏7克、广陈皮7克、百部根7克、桑白皮7克、生百合7克、麦门冬10克、蒲公英10克、生甘草3克。

常用于小儿痰热咳喘。

（三）国医大师王烈经验（摘录自《中国医药学报》）

发作期：重在理肺。

1. 清咽方

咽喉为肺胃之门户，故咽喉首当其冲，治疗当清咽。清咽方由土茯苓、柴胡、黄芩、金莲花、野菊花、青蒿、紫草、重楼、地龙、蝉蜕等组成。

2. 平哮方

哮喘发作不伴随发热时，治疗当平哮。平哮方由全蝎、地龙、紫苏子、前胡、侧柏叶、麻黄、白鲜皮等组成。

3. 泻肺方

哮喘喘息发作经治疗喘促哮鸣休止后，以咳嗽为主，或咳嗽变异性哮喘以咳嗽为主症者，治疗重在泻肺。泻肺方由黄芩、川贝母、百部、枇杷叶、白屈菜、清半夏、瓜蒌等组成。

缓解期：重在治脾胃。

化痰方

哮喘发作期，经治疗后喘息平止，症见咳嗽、痰多，进入缓解期，重点在化痰止咳。化痰方由陈皮、茯苓、清半夏、桔梗、瓜蒌、北沙参、川贝母、芡实等组成。

稳定期：重治肝肾兼顾肺脾。

固防饮

哮喘缓解期经治疗后，即进入无症状期，也需要继续治疗，目的在于彻底根治哮喘或减少哮喘复发的次数。固防饮由黄芪、熟地黄、枸杞子、白术、大枣、山药、玉竹、百合、灵芝、佛手等组成。适用于哮喘稳定期无症状时。

（四）国医大师颜正华经验（摘录自《国医大师治疗急危重症学术经验选》）

1. 小儿脏腑娇嫩，宜寒温和参

如用寒凉之黄芩、板蓝根、石膏、知母、牛蒡子清热，则用温热性质的半夏、杏仁、苏子、旋覆花化痰止咳，并能制约清热药之寒凉，如此则清热痰、去咳嗽，又不伤正气。

2. 小儿脏气清灵，肺气当宣降并举

如薄荷与旋覆花合用、桔梗与杏仁合用，一升一降则有利于恢复肺气升降出入的功能。宣降并用还应根据病情而有所侧重，如病邪在表，以表证为主，则应以宣发肺气为主而以肃降肺气为辅；如邪已入里，咳喘较重，则当以肃降肺气为主而以宣发肺气为辅。

3. 小儿常表里同病，应兼顾表里

清里热可选用黄芩、鱼腥草、板蓝根、大青叶、知母、栀子等品，解表邪可选用荆芥、薄荷、紫苏、金银花、连翘、防风等药。诸药之中又以金银花、连翘、紫苏最为常用，金银花、连翘既能清热解表，透散上焦风热，又可清热解毒，清解在里实热，用之则表里两清；紫苏对外有寒邪、内有肺脾气滞之寒热、咳嗽、痰多胸闷用之颇宜。

4. 合并感染，宜抗菌消炎

感染是小儿咳嗽喘息发生和加重的重要因素，病毒、细菌引起呼吸道感染就必然诱发和加重小儿咳嗽气喘，凡见咽部充血、咽喉肿痛、痰黄或黏稠量多、舌边尖红、舌苔薄白少津、脉数者，当考虑于方中加入具有抗菌、抗病毒作用的药物，如金银花、连翘、黄芩、板蓝根、大青叶、栀子、牛蒡子等，其中金银花、连翘、板蓝根作用最佳，最为常用。连翘、金银花对球菌、杆菌、革兰氏阴性菌、革兰氏阳性菌、支原体等有抑制和杀灭作用；板蓝根对多种细菌和病毒有抑制和杀灭作用。临床使用时应注意联合用药，因为诸药合用力专且不易产生耐药性。

第三十二节　小儿过敏性疾病

一、概述

过敏性疾病是一组由于人体免疫系统对环境中的过敏物

质产生过度免疫反应，进而引起组织细胞损伤或器官功能障碍的疾病。引起过敏的物质称为过敏原，常见的过敏原主要分为接触性、食物源性、吸入性等。过敏原引起过敏反应导致过敏性疾病的发生。过敏性疾病在儿童非常常见，且往往病程迁延，反复发作，给儿童的身心带来严重影响。

过敏性疾病在不同年龄的儿童中表现类型有所不同，出生不久食物过敏相关的呕吐、腹泻、便血，婴儿期出现皮肤过敏相关的湿疹，随着年龄增大出现过敏性鼻炎、支气管哮喘等，这个变化过程也被称为过敏历程。小儿过敏最常见的表现为过敏性皮炎及过敏性鼻炎。

二、临床表现

1. 食物过敏

主要是由某种食物或食品添加剂引起的过敏反应。引起过敏的食物主要有牛奶、鸡蛋、大豆、小麦、花生、鱼、虾、坚果，其中牛奶蛋白是引起婴幼儿食物过敏的主要原因。食物过敏的症状有轻有重，症状较轻者可表现为口周或面部红疹、瘙痒等皮肤症状，严重时，可能会出现全身性荨麻疹。典型患者还会出现腹痛（婴儿肠绞痛）、呕吐、腹泻、血便等胃肠道症状。此外，还可能引起反复咳嗽和喘息症状。

2. 过敏性皮炎

主要表现为体表大面积分布的红斑、丘疹、风团等，合并或者不合并瘙痒，常合并流泪、流鼻涕、打喷嚏等症状。

3. 过敏性鼻炎

接触花粉等过敏原后，出现反复鼻塞、打喷嚏、流鼻涕，同时有眼睛畏光、流泪等症状。长期反复发作可以引发腺样体肥大、鼻窦炎、中耳炎等。

三、易发人群

1. 有家族遗传者

研究表明，如果父母均无过敏史，孩子过敏性疾病患病风险只有5%~15%；如果父母双方均有过敏史，孩子患过敏性疾病的风险高达60%~80%。

2. 环境过敏原高暴露

现代居家生活条件和生活方式改变，地毯、空调、沙发、床褥垫等都是尘螨极容易滋生的地方。养花、养草、养宠物等均可增加家庭环境过敏原浓度，造成环境过敏原高暴露。研究表明，儿童湿疹、过敏性鼻炎、过敏性哮喘的发生与过敏原致敏具有极强的相关性。

3. 食物添加不当

过早添加辅食，由于幼儿肠道菌群尚未完全建立、消化道黏膜的通透性较大，外源性蛋白质进入体内，大大增加了食物过敏发生的概率。

4. 过度清洁卫生

生活条件的改善、过度清洁卫生、抗生素的泛用，使得微生物和细菌产物早期暴露减少，婴儿未能接触到外界环境的正常菌群，将来过敏性疾病的发生概率会增加。

5. 剖宫产

由于未能接触到母亲产道的正常菌群，剖宫产婴儿过敏性疾病的发病率明显高于自然分娩的婴儿。

四、调养方法

首先，平时尽量避免进食含有过敏原的食物，以及可能发生过敏反应的食物，如海鱼、虾、蟹等。同时也要注意，避免接触空气中的粉螨、尘螨、花粉等容易引起过敏的物质。孩子生活的空间要保持干净整洁，减少室内的尘埃，控制环境的湿度，尽量不要养植物或者动物。如果需要外出，建议佩戴口罩，防止接触过敏原。其次，应加强体育锻炼，如坚持跑步、打球、跳绳等，提高自身抵抗力。最后，利用中药调理，改善孩子的过敏体质。

五、名家经验

（一）钟醒民教授对过敏性鼻炎的诊疗经验（摘录自《钟醒民治疗小儿过敏性鼻炎经验总结》）

1. 以宣通鼻窍为主

以苍耳子散为基础方，苍耳子散由白芷、苍耳子、辛夷、薄荷组成。若鼻塞、流涕症状较明显加用路路通、小通草等；若鼻痒、喷嚏症状较明显加用蝉蜕、炒僵蚕等虫类药。

2. 兼顾合并症的治疗

若兼风热表证，症见流黄涕或涕黄稠，咽红肿痛，舌红，苔黄，脉数，以苍耳子散合桑菊饮加减治之，常用药物为苍耳子、辛夷、白芷、薄荷、桑叶、菊花、桔梗、杏仁、连翘、芦根、甘草等；若兼风寒表证，症见流清涕，遇冷反复发作，自汗，舌淡，苔白，脉细弱，以苍耳子散合玉屏风散加减，常用药物为苍耳子、辛夷、白芷、薄荷、黄芪、白术、防风、鹅不食草等；若兼肺肠积热证，症见口中异味，大便干结，舌红，苔黄厚，脉数，辨为热结下焦，治以清热导滞，以苍耳子散合小承气汤加减，常用药物为苍耳子、辛夷、白芷、薄荷、生大黄、厚朴、枳壳等；若兼脾气虚证，症见面色萎黄无华，食少纳呆，大便溏泄，舌淡胖，边有齿痕，苔薄白或腻，脉细弱，治以益气健脾，以苍耳子散合参苓白术散加减，常用药物有苍耳子、辛夷、白芷、薄荷、山药、党参、白术、茯苓、陈皮、扁豆、桔梗、莲子、甘草等。

3. 注重望诊

鼻中隔及下鼻甲颜色泛白，多属寒证；颜色泛红，多属热证。面色惨白，多属寒证；面色萎黄，多为脾虚证；面色红而紫，多为热证。舌质淡，苔白，多为寒证；舌质红，苔黄或黄腻，多为热证。若辨证属热证，则加黄芩以清热泻火，寒证则加桂枝温通经脉。

（二）贾六金教授治疗小儿过敏性紫癜经验（摘录自《中国中医药报》）

自拟六妙汤合小蓟饮子加减。

组成：金银花、苦参、黄柏、苍术、牛膝、薏苡仁。

功用：清热利湿，凉血止血。

应用：过敏性紫癜。关节肿痛加桑枝、牛膝；腹痛加乌药、广木香；尿血加丹皮、仙鹤草、紫草；大便出血加地榆炭、槐花。病久中虚，常常合用知柏地黄丸，可加阿胶以养血和血止血，赤芍、丹皮活血止血。

主要参考文献

[1]常怡勇.更年期不爽　食疗来调养[J].家庭医学，2014,（7）：40-41.

[2]唐寒露，李洋.针刺治疗前列腺增生引起的尿潴留患者的效果观察[J].贵州医药，2023，47（8）：1277-1278.

[3]贾玉聪，张辉，张凯波，等.针刺联合益肾通络督脉灸治疗良性前列腺增生[J].中医学报，2023，38（8）：1783-1787.

[4]康其，肖爱珍.穴位艾灸、耳穴贴压结合常规护理对前列腺增生术后尿失禁患者恢复情况及心理情绪的影响[J].医学理论与实践，2022，35（22）：3921-3923.

[5]邹瑶瑶，陈艳.穴位贴敷联合耳穴贴压对良性前列腺增生患者术后膀胱痉挛的影响[J].光明中医，2022，37（14）：2601-2604.

[6]刘宝印.前列腺增生药膳食疗九方[J].抗癌之窗，2007,（3）：53.

[7]富宏怡，杜海胜，宋兴瑰，等.脐周八穴埋线对肥胖型多囊卵巢综合征不孕症患者IVF-ET治疗结局的影响[J].山东中医杂志，2024，43（1）：53-58.

[8]邬丹，张波，张劲宜.祛湿方联合穴位埋线治疗痰湿型多囊卵巢综合征闭经不孕的临床研究[J].中国医学创新，2023，20（27）：96-99.

[9]姚德珊，杨炜炜.耳穴贴压结合体重管理对肥胖型PCOS伴胰岛素抵抗患者糖脂代谢及内分泌的影响[J].广西中医药大学学报，2024，27（1）：17-20.

[10]宋晓庆，季晓黎.中医食疗方案对肥胖型多囊卵巢综合征的疗效评价[J].中国性科学，2023，32（1）：124-128.

[11]张保娣，刘雁峰，郭锐利，等.肖承悰教授治疗肾虚痰瘀型多囊卵巢综合征68例[J].环球中医药，2011，4（5）：389-391.

[12]谭玉培，张董晓，付娜，等.中医外治法治疗乳腺增生症的临床研究进展[J].世界中西医结合杂志，2020，15（2）：388-392.

[13]曾田，刘志勇，李芳.乳癖的药膳食疗研究[J].中国中医药现代远程教育，2021，19（21）：79-81.

[14]蒋力生.大国医这样养生：当代国家级名老中医养生保健经验报告[M].北京科学技术出版社，2014.

附：按照传统既是食品又是中药材的物质目录

　　《按照传统既是食品又是中药材的物质目录》是国务院卫生行政部门会同国务院食品安全监督管理部门根据《中华人民共和国食品安全法》等法规制定、公布的既是食品又是中药材的物质的管理目录。

　　《中华人民共和国食品安全法》第三十八条：生产经营的食品中不得添加药品，但是可以添加按照传统既是食品又是中药材的物质。按照传统既是食品又是中药材的物质目录由国务院卫生行政部门会同国务院食品安全监督管理部门制定、公布。第一百五十条：本法下列用语的含义：食品，指各种供人食用或者饮用的成品和原料以及按照传统既是食品又是中药材的物品，但是不包括以治疗为目的的物品。

　　《中华人民共和国食品安全法实施条例》第十六条第二款：对按照传统既是食品又是中药材的物质目录，国务院卫生行政部门会同国务院食品安全监督管理部门应当及时更新。

　　截至2024年，国家共发布四批按照传统既是食品又是中药材的物质目录，分别是：

　　第一批87种：

2002年2月28日卫生部发布《关于进一步规范保健食品原料管理的通知》（卫法监发〔2002〕51号），确定丁香等87种既是食品又是中药材的物质（按笔划顺序排列）：

丁香、八角茴香、刀豆、小茴香、小蓟、山药、山楂、马齿苋、乌梢蛇、乌梅、木瓜、火麻仁、代代花、玉竹、甘草、白芷、白果、白扁豆、白扁豆花、龙眼肉（桂圆）、决明子、百合、肉豆蔻、肉桂、余甘子、佛手、杏仁（甜、苦）、沙棘、牡蛎、芡实、花椒、赤小豆、阿胶、鸡内金、麦芽、昆布、枣（大枣、酸枣、黑枣）、罗汉果、郁李仁、金银花、青果、鱼腥草、姜（生姜、干姜）、枳椇子、枸杞子、栀子、砂仁、胖大海、茯苓、香橼、香薷、桃仁、桑叶、桑椹、桔红、桔梗、益智仁、荷叶、莱菔子、莲子、高良姜、淡竹叶、淡豆豉、菊花、菊苣、黄芥子、黄精、紫苏、紫苏籽、葛根、黑芝麻、黑胡椒、槐米、槐花、蒲公英、蜂蜜、榧子、酸枣仁、鲜白茅根、鲜芦根、蝮蛇、橘皮、薄荷、薏苡仁、薤白、覆盆子、藿香。

第二批增加6种：

2019年11月25日国家卫生健康委员会、国家市场监督管理总局发布《关于当归等6种新增按照传统既是食品又是中药材的物质公告》（2019年第8号），将当归、山奈、西红花、草果、姜黄、荜茇等6种物质纳入按照传统既是食品又是中药材的物质目录管理，仅作为香辛料和调味品使用。同时规定，按照传统既是食品又是中药材的物质作为食品生产经营时，其标签、说明书、广告、宣传信息等不得含有虚假宣传内容，不得涉及疾病预防、治疗功能。

第三批增加9种：

2023年11月9日，国家卫生健康委员会和国家市场监督管理总局发布公告：根据《中华人民共和国食品安全法》及其实施条例、《按照传统既是食品又是中药材的物质目录管理规定》，经安全性评估及试点生产经营，现将党参、肉苁蓉（荒漠）、铁皮石斛、西洋参、黄芪、灵芝、山茱萸、天麻、杜仲叶等9种物质纳入按照传统既是食品又是中药材的物质目录。

第四批增加4种：

2024年8月12日，国家卫生健康委员会和国家市场监督管理总局发布公告：根据《中华人民共和国食品安全法》及其实施条例、《按照传统既是食品又是中药材的物质目录管理规定》，经安全性评估，现将地黄、麦冬、天冬、化橘红等4种物质纳入按照传统既是食品又是中药材的物质目录。